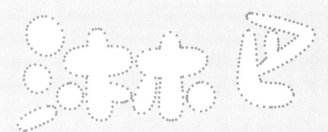

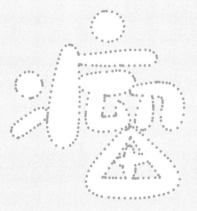

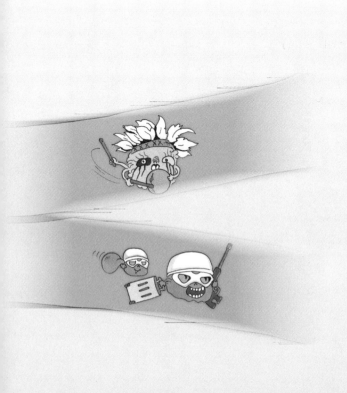

·季加孚· ·张 宁· 肿瘤科普百科丛书
总主编 执行总主编

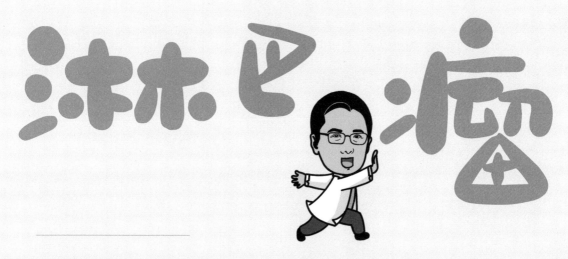

淋巴瘤

主 编 朱军

副主编 宋玉琴 刘卫平

编 者 （按姓氏笔画排序）

丁红红	北京大学肿瘤医院	吴 梦	北京大学肿瘤医院
平凌燕	北京大学肿瘤医院	何天珩	北京大学国际医院
冯非儿	北京大学肿瘤医院	冷 馨	北京大学肿瘤医院
朱 军	北京大学肿瘤医院	宋玉琴	北京大学肿瘤医院
朱立立	北京大学肿瘤医院	赵林俊	北京大学国际医院
刘卫平	北京大学肿瘤医院	胡少轩	北京大学肿瘤医院
汤永静	北京大学肿瘤医院	梅 迪	北京大学国际医院
杜婷婷	北京大学肿瘤医院	董 昕	北京大学肿瘤医院

秘 书 吴 梦 北京大学肿瘤医院

插 图 赵萌萌

人民卫生出版社
·北京·

《肿瘤科普百科丛书》编写委员会

序

健康是促进人全面发展的必然要求，是经济社会发展的基础条件，是民族昌盛和国家富强的重要标志。人们常把健康比作1，事业、家庭、名誉、财富等就是1后面的0，人生圆满全系于1的稳固。目前我国卫生健康事业长足发展，居民主要健康指标总体优于其他中高收入国家平均水平，健康中国占据着优先发展的战略地位。但随着工业化、城镇化、人口老龄化进程加快，中国居民生产生活方式和疾病谱不断发生变化。心脑血管疾病、癌症、慢性呼吸系统疾病、糖尿病等慢性非传染性疾病导致的死亡人数占总死亡人数的88%，这些疾病负担占疾病总负担的70%以上。了解防控和初步处理这些疾病的知识，毋庸置疑，会降低这些疾病的发生率和死亡率，会降低由这些疾病导致的巨大负担。

我国人口众多，人均受教育水平较低，公众的健康素养存在很大的城乡差别、地区差别、职业差别，因此公众整体的健康素养水平较低。居民健康知识知晓率低，吸烟、过量饮酒、缺乏锻炼、不合理膳食等不健康生活方式比较普遍，由此引起的疾病问题日益突出。《"健康中国2030"规划纲要》中指出，需要坚持预防为主，深入开展爱国卫生运动，倡导健康文明生活方式，预防控制重大疾病。这是健康中国战略的重要一环，需要将医学知识、健康知识用公众易于理解、接受和参与的方式进行普及。这种普及必须运用社会化、群众化和经常化的科普方式，充分利用现代社会的多种信息传播媒体，不失时机地广泛渗透到各种社会活动之中，才能更有效地助力健康中国战略。

据统计，中国每天有1万人确诊癌症，癌症是影响人民身体健康的重要杀手之一。在众多活跃于肿瘤临床一线、热衷于为人民健康付出的专家们的支持和努力下，通过多次研讨，我们撰写了这套《肿瘤科普百科丛书》，它涵盖了我国最常见的肿瘤。我们在吸取类似科普读物优点的基础上，不单纯以疾病分类为纲要介绍，还以患者对不同疾病最关心的问题为中心进行介绍。同时辅以更加通俗的语言和图画，描述一个器官相关的健康、保健知识，不但可以使"白丁"启蒙，还可以使初步了解癌症知识的人提高水平。

最后，在此我衷心感谢每一位主编和编委的支持和努力，感谢每位专家在繁忙的工作之余，仍然为使患者最终获益的共同目标而努力，也希望该丛书能够助力健康中国行动。

季加孚

北京大学肿瘤医院　北京市肿瘤防治研究所

2022 年 4 月

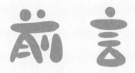

前言

　　随着中国社会的发展和生活水平的提高，人民的健康水平得到了极大改善，平均寿命也越来越长。但是，恶性肿瘤等慢性疾病也逐渐超越心脑血管疾病，成为威胁我国人民健康的首要原因。淋巴瘤作为癌症谱家族的一员，也越来越受到大家的关注和重视。由于淋巴瘤的发病率相对较低，很多人对这种疾病不太了解，或是谈癌色变，或是一知半解，有可能贻误了诊断和治疗最佳时机，给个人、家庭和社会留下了很多的遗憾。

　　近二十年来，随着我国医学科技的进步，新型药物和新型治疗方法的不断涌现，促进了淋巴瘤治疗模式的更新，明显延长了患者的生存期，改善了患者的生活质量，实现了"活的更长、活的更好"的目标。当然，我们也要看到，淋巴瘤的规范化诊断治疗在全国范围内做得还不够充分，人们对淋巴瘤的认知还有很多误解，健康生活方式等预防措施仍有不足，这些制约因素势必会影响到我国淋巴瘤整体的诊治能力和治疗效果。《"健康中国2030"规划纲要》提出"2030年实现全人群、全生命周期的慢性病健康管理，总体癌症5年生存率提高15%"，这就要求我们医务工作者不但要治病救人，而且要重视疾病的预防和控制，也就是把关口前移，加强科普宣传工作，真正做到"上医治未病"。

　　我们北京大学肿瘤医院淋巴瘤科适时推出了这部科普书籍，围绕淋巴瘤的知识进行深入浅出的讲解，在答疑解惑的过程中帮助大家全面而系统地了解淋巴瘤。本书分为七个部分，前四个部分重点介绍了大家关心的淋巴瘤发病率、危险因素、临床表现、预防措施等问题，并对一些错误观念进行了纠正，后三个部分对淋巴瘤患者诊断、治疗、康复中常见的问题进行了解答。

　　希望本书能够成为淋巴瘤科普书中的精品读物，为我国癌症防控事业尽绵薄之力。

朱　军

北京大学肿瘤医院

2022 年 4 月

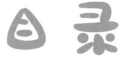

目 录

一、淋巴瘤的流行病学特点

近年来，淋巴瘤的发病率逐渐增高，越来越受到公众的关注。我国2015年的统计数据显示，淋巴瘤的发病率已经超过白血病，跃居淋巴造血系统肿瘤的第一位。淋巴瘤并不是一种疾病，而是由多种不同病理类型疾病组成的一组复杂的疾病群。根据世界卫生组织的疾病分类，淋巴瘤可分为霍奇金淋巴瘤（Hodgkin lymphoma，HL）和非霍奇金淋巴瘤（non-Hodgkin lymphoma，NHL）两大类，非霍奇金淋巴瘤又可分为B细胞淋巴瘤和T细胞淋巴瘤，进而又分为诸多亚型，不同亚型淋巴瘤之间的发病率、患病率和死亡率均有差别。此外，淋巴瘤的疾病负担还与年龄、性别、地区、经济社会发展水平、医疗水平等多种因素有关。本章将介绍淋巴瘤在中国发病率、死亡率、患病率、生存率的基本情况和近年来的变化趋势。

（一）发病率

1. 中国淋巴瘤每年的发病人数有多少

2016年，我国淋巴瘤的新发病例为7.54万例，发病率为4.75/10万，相当于每2.1万人中就有1人被新诊断为淋巴瘤。非霍奇金淋巴瘤的发病人数远高于霍奇金淋巴瘤，2016年新发的霍奇金淋巴瘤为6 900例，约占总发病人数的10%，发病率为0.46/10万，相当于每21.7万人中有1人被新诊断为霍奇金淋巴瘤；新发的非霍奇金淋巴瘤为68 500例，约占总发病人数的90%，发病率为4.29/10万，相当于每2.3万人中就有1人被新诊断为非霍奇金淋巴瘤。

2. 中国的淋巴瘤发病率与世界平均水平相比如何

中国霍奇金和非霍奇金淋巴瘤的发病率均低于同期的世界平均水平。

2016年全球霍奇金淋巴瘤的发病率为1.33/10万，是中国同期发病率水平（0.46/10万）的3倍。2016年全球非霍奇金淋巴瘤的发病率为6.34/10万，是中国同期发病率水平（4.29/10万）的1.5倍。

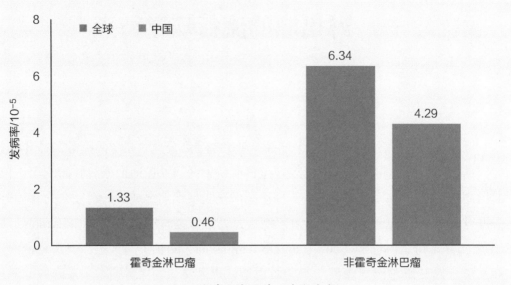

图 1　全球和中国淋巴瘤发病率

3. 淋巴瘤发病率与其他恶性肿瘤相比是什么水平

根据 2018 年全球的统计数据，全球非霍奇金淋巴瘤的发病率在所有恶性肿瘤中排在第 13 位，低于肺癌、乳腺癌、胃癌、肠癌、肝癌、食管癌等常见的肿瘤，但发病率高于白血病、多发性骨髓瘤、胰腺癌、肾癌、卵巢癌等肿瘤。霍奇金淋巴瘤的发病率较低，在所有恶性肿瘤中排在第 28 位。

根据 2015 年中国统计的数据，淋巴瘤的发病率在中国所有恶性肿瘤中排名第 11 位，前 10 位分别是肺癌、胃癌、食管癌、肝癌、肠癌、乳腺癌、中枢神经系统恶性肿瘤、宫颈癌、胰腺癌、甲状腺癌。与发病率最高的肺癌相比，淋巴瘤的发病率大约是肺癌的 1/8。与白血病相比，淋巴瘤的发病率大约是白血病的 1.2 倍，是卵巢癌的 1.7 倍。因此，淋巴瘤仍然是较为常见的恶性肿瘤之一。

4. 淋巴瘤在男性中发病率高于女性吗

在所有年龄段中，男性淋巴瘤的发病率均高于女性。特别是在 40 岁以后，男性患霍奇金淋巴瘤和非霍奇金淋巴瘤的发病率高于女性的趋势更为明显。例如，在 35~39 岁年龄段，男性罹患霍奇金淋巴瘤的风险是女性的 2 倍；而在 60~64 岁年龄段，男性罹患霍奇金淋巴瘤的风险是女性的 4 倍。在 30~35 岁年龄段，男性罹患非霍奇金淋巴瘤的风险约是女性的 1.3 倍；而在 55~59 岁年龄段，男性罹患非霍奇金淋巴瘤的风险是女性的 2 倍。

5. 淋巴瘤发病率跟年龄有关系吗

淋巴瘤发病率（特指平均年龄标化发病率）总的趋势是随着年龄的增长而逐渐增加。例如，霍奇金淋巴瘤在 60 岁以下人群中的发病率小于 1/10 万，而在 70~74 岁人群中的发病率则增加到 1.33/10 万。非霍奇金淋巴瘤在 45 岁以下人群中的发病率小于 5/10 万，在 65~69 岁人群中增加至 10/10 万，而在 95 岁以上的人群中则高达 28.13/10 万。

霍奇金淋巴瘤和某些类型的非霍奇金淋巴瘤在青少年人群中也相对较为常见。一项来自全球的统计数据显示，在 15~19 岁的青少年中，霍奇金淋巴瘤的发病率在所有恶性肿瘤中排第 2 位，非霍奇金淋巴瘤的发病率在所有恶性肿瘤中排名第 4 位。

6. 城市和农村之间的淋巴瘤发病率有区别吗

中国的统计数据显示，淋巴瘤的发病率在经济社会发展水平不同的地区有所差别。总体来说，淋巴瘤的发病率表现为发达地区高于欠发达地区，城市高于农村。霍奇金淋巴瘤发病率最高的省份分别为北京、天津和上海，发病率最低的省份分别为宁夏、甘肃和贵州。非霍奇金淋巴瘤发病率最高的省份分别为上海、香港和天津，最低的省份分别为宁夏、云南和甘肃。

需要指出的是，城市和农村之间发病率的差异可能很大程度上受到了城市和农村之间医疗水平差异的影响。由于有时淋巴瘤起病的症状并不典型，缺乏明确的特征，因此往往易被误诊为其他疾病，如感染、结核等。

7. 不同亚型淋巴瘤之间的发病率有差别吗

不同亚型淋巴瘤之间的发病率有较大的差别。非霍奇金淋巴瘤的发病率明显高于霍奇金淋巴瘤，B 细胞淋巴瘤的发病率高于 T 细胞淋巴瘤。

从构成比来看，霍奇金淋巴瘤约占 10%，B 细胞淋巴瘤约占 65%，而 T 细胞淋巴瘤仅占 25%。B 细胞淋巴瘤中，最常见的类型是弥漫大 B 细胞淋巴瘤，约占所有 B 细胞淋巴瘤的 56%，其次是边缘区淋巴瘤（约占 13%）、滤泡性淋巴瘤（约占 4.5%）和套细胞淋巴瘤（约占 3.8%）。T 细胞淋巴瘤中，最常见的类型是 NK/T 细胞淋巴瘤，约占所有 T 细胞淋巴瘤的 47%，其次是非特殊型外周 T 细胞淋巴瘤（约占 17%）、间变大细胞淋巴瘤（约占 10%）、血管免疫母细胞性 T 细胞淋巴瘤（约占 6%）。

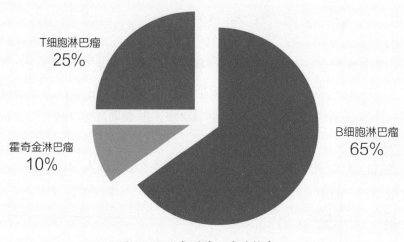

图 2　不同类型淋巴瘤的构成比

8. 不同国家之间的淋巴瘤发病率有差别吗

淋巴瘤在不同国家的发病率存在较大的差别。比如，T 细胞淋巴瘤，尤其是 NK/T 细胞淋巴瘤，在中国和其他东亚国家（日本、韩国）的发病率高于欧美国家。统计数据显示，T 细胞淋巴瘤在中国所有淋巴瘤发病人数中约占 25%，在日本和韩国分别占 18.5% 和 16.5%，而在欧美国家仅占 5%~6%。NK/T 细胞淋巴瘤约占中国淋巴瘤发病人数的 11%，而在美国仅占淋巴瘤发病人数的 0.1% 左右。

9. 淋巴瘤发病率是越来越高了吗

近年来，我国淋巴瘤的发病率有逐渐升高的趋势。有研究显示，2006—2016 年，我国霍奇金淋巴瘤的发病率总体升高了 6.98%，其中 2011—2016 年每年增加约 2.17%。2006—2016 年，我国非霍奇金淋巴瘤的发病率总体升高了 56.67%，每年增加约 3%~5%。

10. 发病率变化和哪些因素有关

目前，我国淋巴瘤发病率近年来逐渐升高的原因尚不完全清楚。可能与近年来人们的生活方式改变、工作压力增大、环境污染等因素有一些关系。淋巴瘤发病率增高也与临床诊断技术的提高，越来越多的淋巴瘤患者得到了明确的诊断等因素有关。但具体原因还需要开展进一步的研究。

(二)死亡率

1. 每年由淋巴瘤造成的死亡人数有多少

2016 年，我国死于淋巴瘤的人数为 4.05 万人，死亡率为 2.64/10 万，相当于每 3.8 万人中就有 1 人死于淋巴瘤。其中霍奇金淋巴瘤的死亡人数为 2 900 人，约占全球霍奇金淋巴瘤死亡总人数的 10.1%，死亡率为 0.19/10 万，相当于每 52.6 万人中就有 1 人死于霍奇金淋巴瘤。非霍奇金淋巴瘤的死亡人数为 3.76 万人，约占全球非霍奇金淋巴瘤死亡总人数的 15.7%，死亡率为 2.45/10 万，相当于每 4.1 万人中就有 1 人死于非霍奇金淋巴瘤。

2. 中国淋巴瘤死亡率与世界平均水平相比如何

中国霍奇金和非霍奇金淋巴瘤的死亡率均低于同期的世界平均水平。

2016 年全球霍奇金淋巴瘤的死亡率为 0.43/10 万，是中国同期霍奇金淋巴瘤死亡率水平（0.19/10 万）的 2 倍以上。2016 年全球非霍奇金淋巴瘤的死亡率为 3.24/10 万，约是中国同期非霍奇金淋巴瘤死亡率水平（2.45/10 万）的 1.3 倍。

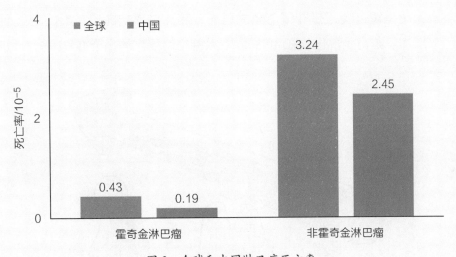

图 3　全球和中国淋巴瘤死亡率

3. 淋巴瘤与其他恶性肿瘤相比死亡率高吗

根据 2018 年全球的统计数据，非霍奇金淋巴瘤的死亡率在所有恶性肿瘤中排名第 12 位，死亡率低于肺癌、乳腺癌、胃癌、肠癌、肝癌、胰腺癌、白血病等恶性肿瘤，但高于肾癌、膀胱癌、卵巢癌、鼻咽癌、多发性骨髓瘤等恶性肿瘤。霍奇金淋巴瘤的死亡率在所有恶性肿瘤中排名第 28 位，死亡率低于其他大部分恶性肿瘤。

根据 2015 年中国统计的数据，淋巴瘤的死亡率在中国所有恶性肿瘤中排名第 10 位，前 9 位分别是肺癌、胃癌、肝癌、食管癌、肠癌、胰腺癌、乳腺癌、中枢神经系统恶性肿瘤、白血病。虽然淋巴瘤的发病率高于白血病，但死亡率与白血病相比略低。与其他肿瘤相比，淋巴瘤的死亡率高于宫颈癌、前列腺癌、肾癌、膀胱癌等肿瘤。

4. 男性淋巴瘤患者死亡率高于女性吗

在所有年龄段中，男性淋巴瘤的死亡率均高于女性。特别是在 40 岁以后，男性患霍奇金淋巴瘤和非霍奇金淋巴瘤的死亡率均显著高于女性。45~49 岁、60~64 岁和 70~74 岁的男性患霍奇金淋巴瘤的死亡风险约是女性的 2.5 倍。50~59 岁的男性患非霍奇金淋巴瘤的死亡风险约是女性的 2.5 倍。

5. 淋巴瘤的死亡率与年龄有关系吗

无论是霍奇金还是非霍奇金淋巴瘤，其死亡率均随着年龄的增长而逐渐增加。霍奇金淋巴瘤在 40 岁以下人群中的死亡率小于 0.1/10 万，而在 80

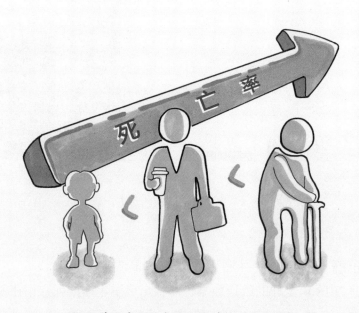

图 4　淋巴瘤死亡率随年龄增长而不断升高

岁以上的老年人中死亡率则大于 1/10 万。也就是说，霍奇金淋巴瘤在 80 岁以上人群中的死亡率较 40 岁以下人群增加了 10 倍以上。非霍奇金淋巴瘤在 40 岁以下人群中的死亡率小于 1/10 万，而在 65 岁以上人群中的死亡率大于 10/10 万。也就是说，非霍奇金淋巴瘤在 65 岁以上人群中的死亡率较 40 岁以下人群也增加了 10 倍以上。

6. 城市和农村的死亡率有区别吗

在 55 岁以上的人群中，城市居民淋巴瘤的死亡率高于农村。特别是在 85 岁以上的高龄人群中，城市居民淋巴瘤的死亡率是农村居民的 2 倍以上。

7. 不同省份之间淋巴瘤的死亡率有区别吗

中国不同地区之间淋巴瘤的死亡率有一定的差别。整体来说，中国东部地区淋巴瘤的死亡率最高（3.43/10 万），中部地区次之（3.10/10 万），西部地区的死亡率最低（3.02/10 万）。

霍奇金淋巴瘤死亡率最高的前三位省份分别为西藏、河北和新疆，死亡率最低的前三位省份分别为澳门、香港和上海。以霍奇金淋巴瘤为例，西藏的死亡率为 0.33/10 万，澳门为 0.06/10 万，两地的死亡率相差 5.5 倍。

非霍奇金淋巴瘤死亡率最高的前三省份分别为西藏、香港和安徽，死亡率最低的前三省份分别为陕西、广东和海南。死亡率最高和最低的省份大约相差 1.5 倍。

8. 淋巴瘤的死亡率是越来越高了吗

我国霍奇金淋巴瘤的死亡率在十余年间呈现逐渐下降的趋势，从 2006 年的 0.3/10 万下降至 2016 年的 0.19/10 万，死亡率降低了 36.7%。非霍奇金淋巴瘤的死亡率在 2006—2016 年有轻度的升高，从 2.21/10 万升高至 2.45/10 万，大约升高了 11%，但在 2013 年以后已基本保持稳定趋势。

9. 淋巴瘤死亡率变化跟什么因素有关

霍奇金淋巴瘤虽然发病率逐渐增高，但死亡率较前明显降低，这主要得益于临床治疗水平的提高。近年来，中国霍奇金淋巴瘤的治疗更加规范，新药和造血干细胞移植的应用都明显提高了霍奇金淋巴瘤患者的治愈率和生存率，因此总体的死亡率明显下降。对于非霍奇金淋巴瘤而言，随着近年来治疗手段的进步，患者的治愈率和生存率也较前有所提高，但整体上尚未达到霍奇金淋巴瘤的水平。

（三）患病率

1. 患病率和发病率有什么区别

以淋巴瘤举例来说，患病率是指在这一年内所有淋巴瘤的患者占总人口的比例，这其中既包括在这一年内首次确诊的"新"患者，也包括在这一年之前就已经确诊但尚未治愈的"老"患者。发病率是指在这一年中新确诊的患者占总人口的比例。因为近年来淋巴瘤患者的生存期越来越长，因此统计患病率能够更好地了解中国人群中淋巴瘤患者的比例和分布情况。

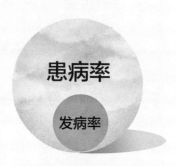

图 5　患病率与发病率

2. 中国淋巴瘤的患病率是多少

2016 年我国霍奇金淋巴瘤患者的总数约为 2.6 万人，占同期全世界霍奇金淋巴瘤患者总数的 8.9%，患病率为 1.75/10 万，相当于每 5.7 万人中就有 1 人罹患霍奇金淋巴瘤。2016 年中国非霍奇金淋巴瘤患者的总数约为 23.7 万人，

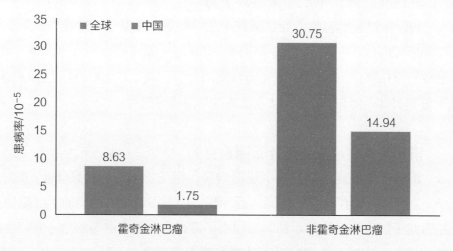

图 6　全球和中国淋巴瘤患病率

占同期全世界非霍奇金淋巴瘤患者总数的 14.2%，患病率为 14.9/10 万，相当于约每 7 000 人中就有 1 人罹患非霍奇金淋巴瘤。

3. 中国的淋巴瘤患病率与世界平均水平相比高吗

中国霍奇金淋巴瘤和非霍奇金淋巴瘤的患病率均低于世界同期的平均水平。以 2016 年为例，中国霍奇金淋巴瘤的患病率大概相当于世界平均水平的 1/5，中国非霍奇金淋巴瘤的患病率大概相当于世界平均水平的 1/2。

4. 中国不同地区淋巴瘤的患病率有区别吗

经济社会发展程度较高地区的淋巴瘤患病率高于经济社会发展程度相对较低的地区。霍奇金淋巴瘤患病率最高的省份是北京（3.5/10 万人），最低的是贵州（0.7/10 万人）。非霍奇金淋巴瘤患病率最高的省份是上海（33.5/10 万人），患病率最低的省份是甘肃（7.21/10 万人）。

（四）生存率

1. 中国淋巴瘤患者的整体生存率如何

我国成人淋巴系统恶性肿瘤患者 2010—2014 年总体的 5 年生存率约为 38.3%，儿童淋巴瘤患者同期的总体 5 年生存率约为 61%。大型医疗中心的诊治更加规范，患者的生存率明显改善。例如 1996—2015 年北京大学肿瘤医院共 3 760 例淋巴瘤患者，其 5 年生存率为 62%，10 年生存率为 52%。

2. 近年来中国淋巴瘤患者的生存率提高了吗

进入 21 世纪，中国淋巴瘤患者的生存率逐渐提高。统计数据显示，2000—2004 年中国成人淋巴系统恶性肿瘤患者的 5 年生存率为 33.9%，2005—2009 年为 35.4%，2010—2014 年为 38.3%。与成人相比，儿童淋巴瘤患者的生存率改善更为明显，2000—2004 年中国儿童淋巴瘤患者的 5 年生存率为 44.2%，2005—2009 年为 52.3%，2010—2014 年为 61.1%。北京大学肿瘤医院的数据也显示淋巴瘤的 5 年生存率从 1996—2000 年的 48% 明显提高到 2011—2015 年的 65%。

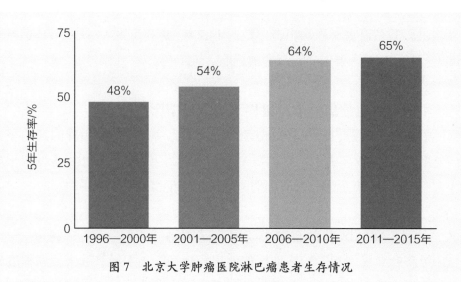

图7　北京大学肿瘤医院淋巴瘤患者生存情况

3. 中国淋巴瘤患者的生存率与发达国家相比如何

以美国、英国和日本为例，2010—2014 年美国成人淋巴系统恶性肿瘤患者的 5 年生存率为 68.1%，儿童淋巴瘤患者的 5 年生存率为 94.3%。2010—2014 年英国成人和儿童淋巴瘤患者的 5 年生存率分别为 64.9% 和 91.7%。2010—2014 年日本成人和儿童淋巴瘤患者的 5 年生存率分别为 57.3% 和 89.6%。可见，我国淋巴瘤患者的生存率和发达国家相比还存在一定的差距。

4. 为何中国淋巴瘤患者的生存率相对较低

目前我国淋巴瘤患者生存率和发达国家相比较低的原因可能是多方面的。

一方面，我国目前在淋巴瘤的诊治水平上还存在不同省份及地区之间不均衡的问题，部分地区的诊疗水平仍有待进一步提高。另一方面，中国在淋巴瘤的治疗手段及新药研发方面，和国外比还存在一定的差距。但近年来，我国在全国范围内大力推进淋巴瘤诊疗的规范化，造血干细胞移植逐渐得到应用，国内的新药研发也取得迅速进展，中国淋巴瘤患者的生存率和发达国家的差距会越来越小。

5. 不同亚型淋巴瘤患者的生存率有区别吗

不同亚型淋巴瘤患者之间的生存率有较大的差别。以常见的几种淋巴瘤类型为例，霍奇金淋巴瘤患者的整体治愈率可达 80% 以上，大部分患者经过规范的治疗都可以获得长期的无病生存，是淋巴瘤中预后最好的类型之一。弥漫大 B 细胞淋巴瘤是非霍奇金淋巴瘤中最常见的亚型，经过规范治疗的远期生存率也可达到 50% 以上。滤泡性淋巴瘤是一种惰性的淋巴瘤，特点是不可治愈，但肿瘤进展较为缓慢，因此患者的整体生存时间较长，5 年生存率可达 80% 左右。T 细胞淋巴瘤是目前治疗效果相对较差的一种类型，大部分患者的 5 年生存率为 30%~40%，但其中也有少数几种亚型的患者生存率比较高，比如 ALK 阳性间变大细胞淋巴瘤，部分原发皮肤的 T 细胞淋巴瘤，病变处于局限期的 NK/T 细胞淋巴瘤等。总之，淋巴瘤的分型复杂，不同亚型之间的疗效和患者生存率差别较大，因此需要根据具体的病理类型来判断生存率。

（胡少轩）

二、淋巴瘤的危险因素及易感人群

当得了某种疾病时，人们总会想问为什么我会得这种病，是我做了什么？吃了什么？是什么原因让我得了这个病？这个"原因"就是病因，即疾病的致病因素。具体而言，疾病的致病因素是指能引起疾病发生并决定疾病特征的因素。

对于一种疾病，需要明确它的病因和发病机制，这对疾病的认识、预防和治疗都非常重要。目前，淋巴瘤的具体病因尚不清楚。临床常见的淋巴瘤的危险因素如下：

（1）感染：病毒感染（如：EB病毒、人类免疫缺陷病毒、肝炎病毒、人类嗜T淋巴细胞病毒等）、细菌感染（如：幽门螺杆菌）和其他病原体感染（如：鹦鹉热衣原体）均与淋巴瘤的发生密切相关。感染因素是淋巴瘤发生的一个重要危险因素。

（2）免疫因素：包括自身免疫性疾病（如：干燥综合征、类风湿性关节炎、系统性红斑狼疮等）和免疫功能抑制性疾病（如：免疫缺陷、使用免疫抑制类药物）。

（3）化学因素：如长期暴露于杀虫剂、除草剂和一些化学药品中。

（4）放射因素：如电离辐射和医用辐射。

（5）遗传因素：有些类型淋巴瘤可见明显的家族聚集性。

下面就来详细介绍一下淋巴瘤的相关危险因素。

（一）感染

1. 幽门螺杆菌感染与胃淋巴瘤有关吗

幽门螺杆菌感染是人类最为常见的慢性细菌感染之一，保守估计全球有50%的人存在幽门螺杆菌的感染。发展中国家幽门螺杆菌的感染率要高于发达国家。幽门螺杆菌感染与胃肠道疾病关系密切，如慢性胃炎、胃溃疡、十二指肠溃疡和胃肠肿瘤等。幽门螺杆菌早已被国际癌症研究机构确认为胃腺癌的致癌物。在胃肿瘤中还有一种比较少见的肿瘤类型，就是胃淋巴瘤，也与幽门螺杆菌感染有密切关系。人体感染幽门螺杆菌后可出现幽门螺杆菌相关性胃炎，若不及时根除幽门螺杆菌，抗原刺激持续存在，就会进一步导致黏膜相关淋巴组织淋巴瘤的发生。所以，对于已经感染了幽门螺杆菌的人，特别是出现了相应的胃部不适症状时，应警惕胃淋巴瘤的发生。

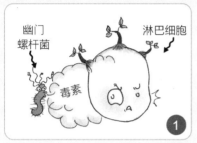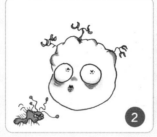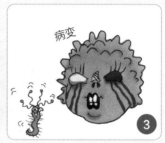

图 8　幽门螺杆菌与淋巴瘤

2. 肝炎病毒感染会增加淋巴瘤的患病风险吗

病毒性肝炎是由肝炎病毒感染引起的一种常见的传染性疾病，是全球性的公共卫生问题。全球约有 20 亿人感染过乙肝病毒，占全世界人口的 1/3。我国是乙型肝炎病毒（简称"乙肝病毒"）中流行区，虽然采取乙肝疫苗接种等一系列措施后，我国乙肝病毒感染率已明显下降，但估测目前仍约有 7 000 万乙肝病毒感染者。此外，全球约有 1.7 亿~2 亿人感染丙型肝炎病毒（简称"丙肝病毒"），估测我国丙型肝炎患者的人数为 1 000 万~4 000 万。肝炎病毒感染会导致肝硬化、肝癌的发生，也会增加淋巴瘤的患病风险。

（1）乙肝病毒与淋巴瘤：乙肝病毒感染与弥漫大 B 细胞淋巴瘤、滤泡性淋巴瘤和边缘区淋巴瘤均有关。与一般人群相比，乙肝表面抗原阳性的患者罹患淋巴瘤的风险增加 2.1 倍。

（2）丙肝病毒与淋巴瘤：丙肝病毒感染与多种 B 细胞非霍奇金淋巴瘤相关，如脾边缘区淋巴瘤、弥漫大 B 细胞淋巴瘤、淋巴浆细胞性淋巴瘤等。

因此，乙肝和丙肝患者需要定期进行体检，尤其在出现不明原因的贫血、发热、淋巴结肿大时，需要警惕淋巴瘤的可能。

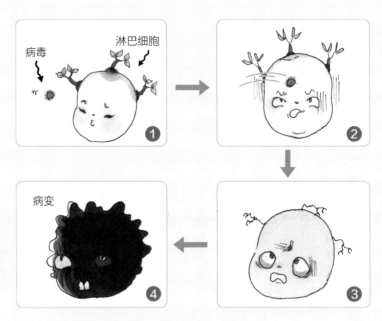

图 9　肝炎病毒与淋巴瘤

3. EB 病毒的感染与哪些淋巴瘤有关

EB 病毒又称为人类疱疹病毒 4 型，是一种广泛传播的病毒，全世界有 90%~95% 的成人曾经感染过 EB 病毒，大多数 EB 病毒感染不表现出临床症状，呈持续的无症状感染状态。EB 病毒喜欢攻击淋巴细胞，它可以长期潜伏在淋巴细胞中，并且使细胞发生转化。目前认为 EB 病毒的感染与多种淋巴瘤有关。

（1）霍奇金淋巴瘤：EB 病毒被认为是与霍奇金淋巴瘤关系最为密切的病毒，发展中国家霍奇金淋巴瘤患者中 EB 病毒的检出率要高于发达国家。与 EB 病毒有关的霍奇金淋巴瘤的亚型主要为经典霍奇金淋巴瘤的混合细胞型和淋巴细胞消减型。虽然 EB 病毒对霍奇金淋巴瘤的发生起重要作用，但只有少数感染 EB 病毒的人会发生霍奇金淋巴瘤。

（2）伯基特淋巴瘤：常见于儿童与青年，男性多于女性。世界卫生组织将伯基特淋巴瘤分为三类：地方性、散发性和免疫缺陷相关性伯基特淋巴瘤。几乎所有的地方性伯基特淋巴瘤均与 EB 病毒的感染有关，该种类型最常见于非洲儿童。散发性和免疫缺陷相关性伯基特淋巴瘤中有少部分可检测到 EB 病毒。仅仅是单纯的 EB 病毒感染不会导致地方性伯基特淋巴瘤的发生，其病因可能是存在多重感染，如合并人类免疫缺陷病毒和虫媒病毒的感染，患地方性伯基特淋巴瘤的儿童中多存在近期感染疟原虫的证据，有人认为疟原虫和 EB 病毒的感染有协同作用，共同导致伯基特淋巴瘤的发生。

（3）结外 NK/T 细胞淋巴瘤：多发生在亚洲和南美洲人群中，特别高发于中国、韩国和日本。虽然 EB 病毒主要感染 B 淋巴细胞，但也可以感染 T 淋巴细胞。在大部分结外 NK/T 细胞淋巴瘤的患者中可以检测出 EB 病毒。

4. 为什么艾滋病患者更易得淋巴瘤

艾滋病又称为获得性免疫缺陷综合征，是由感染人类免疫缺陷病毒所致，病毒感染身体后会损伤细胞免疫功能，从而诱发肿瘤。艾滋病患者最常见的肿瘤为卡波西肉瘤、非霍奇金淋巴瘤和侵袭性宫颈癌。艾滋病患者体内的 B 细胞容易感染 EB 病毒，促进了 B 细胞克隆性增殖，导致淋巴瘤的发生。艾滋病相关非霍奇金淋巴瘤按部位分为三类：全身性非霍奇金淋巴瘤（最常见）、原发性中枢神经系统淋巴瘤（占 10%~15%）和原发性渗出性淋巴瘤（最少见，占 1%~4%）。艾滋病相关非霍奇金淋巴瘤按生物学行为又分为：高度侵袭性、侵袭性和惰性，其中绝大部分为高度侵袭性和侵袭性，主要病理亚型为弥漫大 B 细胞淋巴瘤和伯基特淋巴瘤。

5. 卡波西肉瘤疱疹病毒感染会增加淋巴瘤的患病风险吗

卡波西肉瘤疱疹病毒又称为人类疱疹病毒 8 型，是一种类似于 EB 病毒的疱疹病毒，可以感染 B 细胞和浆母细胞。目前认为，原发性渗出性淋巴瘤与卡波西肉瘤疱疹病毒感染有关。

6. 人类嗜 T 淋巴细胞病毒感染会增加淋巴瘤的患病风险吗

人类嗜 T 淋巴细胞病毒是一种致瘤性病毒，分为Ⅰ型和Ⅱ型两种亚型。Ⅰ型与成人 T 细胞白血病 / 淋巴瘤的发病有关，Ⅱ型与 T 细胞皮肤淋巴瘤（蕈样霉菌病）的发病有关。从人类嗜 T 淋巴细胞病毒Ⅰ型感染到成人 T 细胞白血病 / 淋巴瘤的发生，一般需要数十年，且 95% 的感染者是不发病的。人类嗜 T 淋巴细胞病毒Ⅰ型诱发淋巴瘤形成的具体机制尚不明确，可能与病毒刺激细胞增殖、促进 T 细胞瘤样转化有关。

7. 麻疹病毒感染会增加淋巴瘤的患病风险吗

麻疹是一种传染性很强的急性传染病，在麻疹病毒疫苗出现以前，90%以上的儿童会感染，在疫苗出现以后，麻疹的发生率已经明显降低。有人在霍奇金淋巴瘤患者的组织中检测出麻疹病毒抗原，也有人证明在孕期或者围产期暴露于麻疹病毒下与霍奇金淋巴瘤的发病有相关性。

8. 鹦鹉热衣原体感染与眼淋巴瘤有关吗

鹦鹉热衣原体是一种细胞内寄生的微生物，部分研究认为，其与眼附属器边缘区淋巴瘤的发病有关，在这些淋巴瘤患者的肿瘤组织中可以检测出鹦鹉热衣原体，因此认为该衣原体可能为此类淋巴瘤的致病病原体。

（二）免疫因素

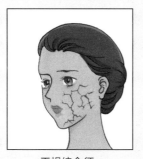 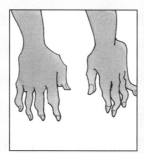 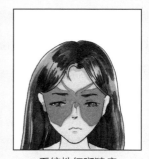

干燥综合征　　　　　　类风湿性关节炎　　　　　系统性红斑狼疮

图 10　自身免疫病与淋巴瘤

1. 干燥综合征与淋巴瘤

干燥综合征是一种慢性自身免疫性疾病，病变主要累及外分泌腺（如泪腺、唾液腺），也可以累及其他多个器官，最常表现为眼干、口干等症状。干燥综合征分为原发性和继发性，原发性是指不伴有其他疾病，而继发性则伴有其他风湿性疾病。与普通人群相比，原发性和继发性干燥综合征患者发生非霍奇金淋巴瘤的风险均显著增加。干燥综合征患者发生非霍奇金淋巴瘤的风险是正常人群的 5~44 倍。与干燥综合征相关的淋巴瘤病理类型主要为黏膜相关淋巴组织淋巴瘤，其次为弥漫大 B 细胞淋巴瘤。干燥综合征导致淋巴瘤发生的过程比较漫长，在患者确诊后平均需要 6.5~7.5 年才发生淋巴瘤。随着干燥综合征病程的增加，淋巴瘤的发病风险也会增加。

2. 类风湿性关节炎与淋巴瘤

类风湿性关节炎是慢性对称性多关节炎，病理改变主要为滑膜炎，女性好发，为男性的 2~3 倍。类风湿性关节炎患者发生淋巴瘤的风险明显增加，类风湿性关节炎的活动持续时间及严重程度与淋巴瘤的发生呈正相关。类风湿性关节炎相关性淋巴瘤最常见的病理类型是弥漫大 B 细胞淋巴瘤。

3. 系统性红斑狼疮与淋巴瘤

系统性红斑狼疮是一种累及多系统、多脏器的慢性自身免疫性疾病，好发于青年女性。与普通人群相比，系统性红斑狼疮患者发生非霍奇金淋巴瘤的风险增加了 3~4 倍，病理类型主要为弥漫大 B 细胞淋巴瘤。但是，当系统性红斑狼疮患者出现淋巴结肿大时，并不一定是淋巴瘤，也可能是由感染或淋巴组织增生所致。

4. 免疫缺陷性疾病与淋巴瘤

免疫缺陷是由于免疫系统发育缺陷或免疫反应障碍使得人体抗感染能力低下，主要表现为反复或严重的感染。免疫缺陷分为原发性和继发性免疫缺陷。

（1）原发性免疫缺陷：是指免疫系统遗传缺陷引起的疾病。该病患者发生恶性肿瘤的风险显著高于普通人群。原发性免疫缺陷患者的非霍奇金淋巴瘤多起源于 B 淋巴细胞，且多伴有结外受累，如累及胃肠道和中枢神经系统，最常见的病理类型为弥漫大 B 细胞淋巴瘤。原发性免疫缺陷患者的霍奇金淋巴瘤预后比免疫功能正常的人群要差。

（2）继发性免疫缺陷：是指原有某些疾病、放射性物质的辐射、长期使用免疫抑制剂等引起的免疫系统的损害。例如艾滋病患者发生淋巴瘤的风险显著增加。异基因造血干细胞和实体器官移植后的患者需要长期接受免疫抑制剂的治疗，容易发生移植后淋巴组织增殖性疾病，弥漫大 B 细胞淋巴瘤和伯基特淋巴瘤是最常见的病理类型。弥漫大 B 细胞淋巴瘤发生风险在移植后的第一年最高，而伯基特淋巴瘤的发生风险随着移植后时间的推移而逐渐升高。

（三）化学因素

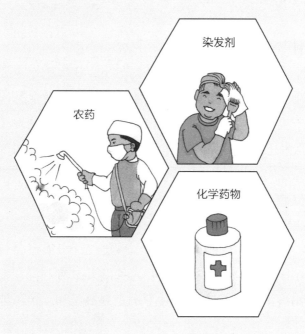

图 11　化学因素与淋巴瘤

1. 染发剂与淋巴瘤的关系

染发剂的安全性一直是人们争论的焦点。目前认为，使用染发剂尤其是永久性染发剂发生非霍奇金淋巴瘤的风险显著增加，主要病理亚型为滤泡性淋巴瘤和慢性淋巴细胞白血病/小淋巴细胞淋巴瘤。研究指出，使用永久性染发剂每年染发超过 8 次、染发时间超过 25 年的人，罹患淋巴瘤的风险显著增加。

2. 农药与淋巴瘤的关系

杀虫剂及除草剂中的某些化学成分与非霍奇金淋巴瘤的发生有明显相关性。农药的残余物也被认为是非霍奇金淋巴瘤的潜在危险因素。

3. 化学药物与淋巴瘤的关系

用于治疗疾病的某些药物，如烷化剂、硫唑嘌呤、甲氨蝶呤等可能使淋巴瘤的发生风险增加。

（四）放射因素

1. **电离辐射与淋巴瘤的关系**

辐射在自然环境中无处不在，分为非电离辐射和电离辐射。非电离辐射的能量低，包括紫外线、红外线、微波、无线电波等。对人体有害的是电离辐射，包括 X 射线、放射性物质的辐射等。在机体中，淋巴造血系统的细胞对电离辐射较为敏感。在日本广岛和长崎原子弹爆炸的幸存者中，淋巴瘤的发生率明显升高。淋巴瘤的发生与接受辐射的剂量和接受辐射时的年龄密切相关。与没有接受辐射的人群相比，30 岁以下接受辐射的人群淋巴瘤的发生率明显增加。

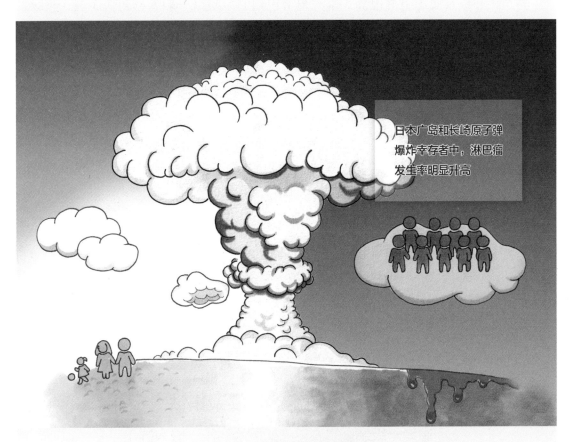

日本广岛和长崎原子弹爆炸幸存者中，淋巴瘤发生率明显升高

图 12　电离辐射与淋巴瘤

2. 医用辐射和职业性暴露与淋巴瘤的关系

电离辐射在现代社会起着重要的作用，其广泛应用于医学、工业等领域。

那么就医过程中的 X 线、计算机断层扫描（CT）等检查会增加患淋巴瘤的风险吗？其实这个担心完全没有必要。电离辐射对人体的伤害需要累积到一定剂量才会显现，而不是沾之即伤，也就是说"抛开剂量谈毒性"是不科学的。

（五）遗传因素

1. 若得了淋巴瘤，孩子罹患淋巴瘤的风险是否会增加

虽然淋巴瘤有一定的家族聚集性，但不是遗传病。有研究指出，家族中一级亲属患有淋巴瘤，本人患淋巴瘤的风险是一般人群的 2~3 倍。一级亲属指的是自己的父母、子女和同父同母的兄弟姐妹。患病风险的增加可能是由于其具有相同的遗传易感性或免疫功能的异常。

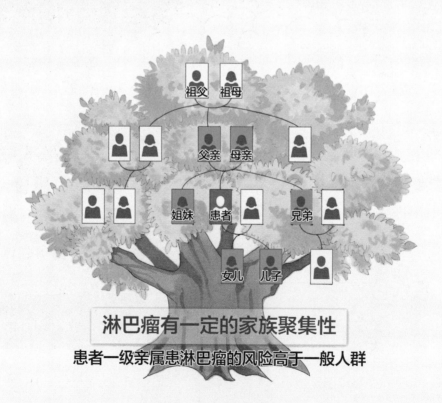

图 13　遗传因素与淋巴瘤

2. 种族与淋巴瘤

在美国，白种人和黑种人的霍奇金淋巴瘤的发病率相当，白种人的非霍奇金淋巴瘤发病率高于其他人种。

（六）其他

1. 免疫力低下会得淋巴瘤吗

免疫力是指机体的防御能力，是机体识别和抵抗外来病原体，处理衰老、损伤、死亡和突变的自身细胞的能力。人体的免疫功能主要表现在三个方面：①免疫防御：是指身体抵御外来病原体或者异物的能力；②免疫自稳：清除衰老或损伤的自身细胞；③免疫监视：识别并清除突变的细胞。当身体免疫力低下时，各种感染的风险会增加，且身体对突变细胞的识别和清除能力下降，可能会增加淋巴瘤发生的风险。

2. 淋巴结炎会发展为淋巴瘤吗

淋巴结炎是一种非特异性炎症，是由淋巴引流区域的急性或慢性炎症累及淋巴结所致，临床表现为局部的红、肿、热、痛，常伴有发热，肿大的淋巴结有压痛，活动度较好，质地较软，一般增大至一定程度即停止，经抗感染治疗后相关临床症状可消退。

淋巴瘤是一种恶性肿瘤，是由于淋巴细胞和淋巴组织恶变、细胞不受控制的增长而形成的，临床主要表现为进行性无痛性淋巴结肿大，肿大的淋巴结一般活动度差，质地较硬，抗感染治疗对其没有作用。

由此可见这两种疾病的发病机制和临床表现不同，虽然部分淋巴瘤的发病可能与感染因素有关，但两种疾病的本质不同，因此淋巴结炎不会发展为淋巴瘤。

3. 淋巴结结核会发展为淋巴瘤吗

淋巴结结核是结核分枝杆菌感染所致的淋巴结特异性的炎症，主要为慢性炎症过程，临床主要表现为淋巴结肿大，可以出现低热、盗汗、乏力、消瘦等全身症状，经抗结核治疗后症状可消退。虽然淋巴结结核的临床表现与淋巴瘤相似，但两种疾病的本质不同，属于性质完全不同的两种疾病，因此淋巴结结核不会发展为淋巴瘤。

4. 抽烟和饮酒会增加淋巴瘤的患病风险吗

抽烟和饮酒与多种疾病相关，如慢性支气管炎、肺气肿、冠心病、肺癌、酒精性脂肪肝、胃肠道疾病等。抽烟、饮酒与淋巴瘤的相关性尚无定论。

（汤永静）

三、淋巴瘤的预防

随着淋巴瘤发病率的升高，越来越多的人开始认识到淋巴瘤这个疾病，然而遗憾的是淋巴瘤不像宫颈癌那样可以通过接种疫苗预防，淋巴瘤目前没有明确的病因，因此没有一个系统性的且行之有效的预防方法。虽然淋巴瘤的具体病因不明，但仍然有一些危险因素会提高罹患淋巴瘤或其他肿瘤的风险。也就是说，某些因素与所有肿瘤发病率升高都有相关性，消除了这些危险因素，也就能降低罹患淋巴瘤的风险。本部分将从生活的方方面面入手帮助读者树立一个科学的健康观念并介绍如何预防淋巴瘤。

（一）生活方式

1. 健康的定义是什么

健康是大家时常挂在嘴边的一个词，但要是较真起来，让大家说出健康的具体定义，恐怕就不是人人都能答上来的了。

世界卫生组织对健康的定义是：一种在身体上、精神上的完美状态，以及良好的适应力，而不仅仅是没有疾病和衰弱的状态。西汉时期的《黄帝内经》，对健康的解释为"合天时，处天地之和，从八风之理……合人事，适嗜欲于世俗之间，无恚嗔之心，以恬愉为务，以自得为功，精神内守，病安从来"。从以上健康的定义可以看出，真正意义的健康指的是躯体、精神和社会适应状态都要尽善尽美。

2. 如何正确理解健康

大部分人对健康的理解往往只是停留在没有疾病上，而忽略了个体的精神健康和社会适应状态。举一个例子，大家都知道经常大鱼大肉、高油高盐高糖的饮食容易患高血脂、高血糖及高血压，也就是常说的"三高"，而常吃蔬菜、少油少盐少糖的饮食能够减少"三高"的发生，但是良好的饮食结构也要配合良好的精神状态才能成为真正的健康。一个人心情烦闷地吃着白菜炖豆腐的低脂饮食，心中苦楚无处倾诉，这并不是真正的健康。反过来讲，能和三五好友一起，开开心心地畅聊，偶尔吃一顿涮羊肉，也是一种可推荐的生活方式。

现代城市生活节奏快、压力大，衣食住行中不健康的因素比比皆是，要做到躯体、精神和社会适应状态的三重圆满绝非易事。需要注意的是，健康是一个动态的、相对的概念，而非一个静止的、绝对的概念。人的一生总会经历疾病、烦恼和社会适应不良的坎坷，但也有身体康健、快乐和与社会相处融洽的时候。因此，健康的概念动态变化且相对，一个老人可能无法再有像孩子那样的精力和体力，但是他依然可以通过自己的努力一天比一天活得健康。

3. 人人都能获得想要的健康吗

健康虽好，但并不是人人皆可获得健康。例如一位患有严重先天性疾病的新生儿，自其降生到这个世间到结束短暂的一生，都要与疾病相伴，根本谈不上健康。就算是普通人，终其一生也难免有生老病死，疾病、烦恼总是会与大家相伴。因此，根据自身的实际情况，为自己量身定制想要追求的躯体和精神状态，积极乐观地适应社会，其实就能获得自己想要的健康。

4. 健康人也会得淋巴瘤吗

淋巴瘤的发生充满了随机性，淋巴瘤患者的异质性很强，以现有的科技水平并不能准确预测谁会得淋巴瘤。

5. 健康的生活方式是什么

生活方式就是如何生活，也就是衣食住行。健康的生活方式就是饮食有节、居安衣暖、适量运动、二便有常。

6. 健康的生活方式由哪些要素组成，与预防淋巴瘤有关吗

《黄帝内经》中"饮食有节，起居有常，不妄作劳"是对健康生活方式的高度凝练、概括。饮食有节是指既不少吃，也不多吃，不过度饥饿，也不过度饱食，爱吃的和不爱吃的都要吃一点，不挑食也不贪食。起居有常是指有规律地作息，保证足够的睡眠时间和质量。不妄作劳是指不要让自己过度劳累，注意休息。健康的生活方式会减少罹患淋巴瘤的风险。

7. 生活健康与不得淋巴瘤有必然联系吗

生活健康与拥有健康呈现正相关性，也就是说，生活得越是健康，拥有健康的可能性就越大，不得淋巴瘤的可能性就越小。

当人们以健康的方式生活，就在减少危害健康的可能性。比如避免吃腌制食品，就减少了亚硝酸盐的摄入，从而减少患胃癌的风险。比如积极运动，控制腰围与体重，就减少了患高血压、糖尿病的风险。这里所谓的减少风险，是通过整体观察健康生活方式对人群总患病率的影响而得出的结论，但具体到每一个人来说，就是因人而异了。

每天抽烟喝酒、吃大鱼大肉，还从不运动，虽然罹患淋巴瘤是一个小概率事件。但是这样做带来的健康风险极大。

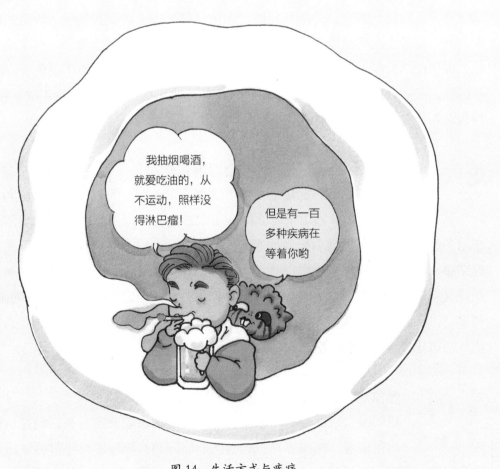

图 14　生活方式与疾病

烟草已经被世界卫生组织认定为一级致癌物质，与肺癌、口腔癌等恶性肿瘤的发生直接相关。酒精也是一级致癌物质，与胃癌、肝癌等恶性肿瘤的发生直接相关。大鱼大肉，也就是油腻饮食，与高血压、糖尿病、高血脂、冠心病、脑血管病都关系密切。从不运动，是明确的冠心病危险因素，同时也会导致糖尿病、高血脂等代谢综合征。

8. 为了减少患淋巴瘤的风险，该怎样健康地生活

想要生活健康，减少患淋巴瘤的风险，无外乎要让健康的生活方式覆盖生活的方方面面。

在穿衣上，适时增减衣物，穿着合身的衣服，穿着不使用有害染料的衣服。在饮食上，避免有明确致癌作用的食物，避免过度刺激的食物，均衡搭配饮食，适度饮水，减少饮酒。在居住上，避免有毒有害的装修，选择怡人的环境生活，远离噪声、污染、辐射，多增加日照。在出行和工作上，减少久坐，避免长时间保持同一姿势，远离危险的工作环境，寻求或创造怡人的工作氛围。在生活习惯上，保持规律的作息，保证睡眠时间和睡眠质量，养成规律排便的习惯，不抽烟，不酗酒。在心理调适和社会适应上，拥有一个乐观积极的心态，保持平静的情绪，积极融入社会，实现自身价值。

9. 经常 1 周才大便 1 次，这样会得淋巴瘤吗

临床上关于便秘的定义是：每周排便小于 3 次，同时存在排便费力、量少、粪质干结。如果 1 周才排便 1 次，确实算得上是便秘。长期便秘存在诸多健康危害，可能会引起各种疾病，比如肛裂、结直肠癌等，但从目前的研究结果来看，长期便秘与患淋巴瘤没有明确的相关性。但是，对于便秘患者，仍然建议进行干预。便秘的干预重在预防，平时生活中可以适当增加粗纤维的摄入，例如可以多吃粗粮、蔬菜、水果。发生便秘时可以适当地遵医嘱使用一些通便药物，例如开塞露、乳果糖等。

10. 经常憋尿，会得淋巴瘤吗

目前没有研究证实憋尿与淋巴瘤的发病风险升高有关。但是从医学的角度讲，憋尿容易引起膀胱功能障碍，年轻时候经常憋尿可能没什么问题，等老了以后膀胱功能也减退了，就会出现尿失禁等症状。经常憋尿还

会引起尿路感染、膀胱结石，甚至增加罹患膀胱癌的风险。

11. 工作很忙，经常高强度工作，这样会得淋巴瘤吗

高强度工作，特别是经常加班熬夜、作息不规律，着实让人受不了，而与之相关的过劳死更是屡见不鲜。高强度工作对躯体和心理健康的危害都非常巨大，当然也是淋巴瘤的潜在危险因素。

12. 怎么样才能减少高强度工作对躯体健康的损害

如果能够脱离高强度的工作环境固然好，但如果实在无法脱离苦海，那么以下建议可能会有所帮助。首先是避免久坐。其次是做到规律饮食。最后是适度运动。

13. 怎么样才能减少高强度工作对心理健康的损害

拥有幸福的家庭关系非常关键，在下班回家后多多寻求家人的心理支持，把与家人接触、交流的时间当作每日最珍贵的时刻来对待。也可以选择行之有效的自我疏导方式，必要时寻求专业的心理支持。

（二）饮食

1. 什么是致癌食物，会导致淋巴瘤吗

世界卫生组织将致癌物分为四大类，其中I类致癌物是"对人类为确定致癌物"，也就是说包含在I类致癌物中的物质对人类有明确的致癌作用，接触I类致癌物达到一定时间及剂量后就会产生癌症。I类致癌物共有116种，其中大部分是药物及工业化合物，但其中也包含很多大家日常生活中能接触到的食物。中国式咸鱼（亚硝酸盐）、槟榔、霉变谷物（黄曲霉毒素）、含酒精的饮品（乙醇）、烧烤食物（苯并芘）就属于I类致癌物。大家要特别警惕，生活中一定要尽量减少摄入这些相关的食物。这些致癌物能够引起包括淋巴瘤在内的多种肿瘤。

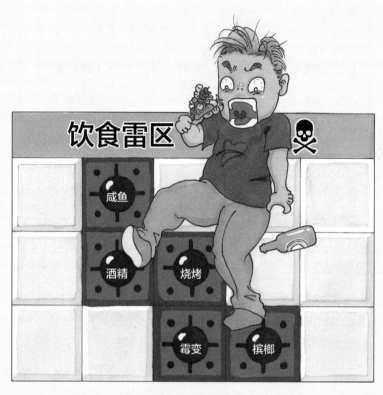

图 15　Ⅰ类致癌物

2. 什么是抗癌食物，能治疗淋巴瘤吗

所谓抗癌食物是指饮食中含有某些食物成分，这些食物成分对于预防癌症是有帮助的。但是需要注意的是，这些食物不能作为治疗癌症的手段，当然也不能治疗淋巴瘤。

3. 烧烤和腌制食品会不会让人患上淋巴瘤

烧烤类食物中含有的苯并芘和腌制类食物含有的亚硝酸盐，都属于Ⅰ类致癌物，如果长期摄入以上食物，罹患淋巴瘤、消化道肿瘤的风险会明显升高。

4. 吃什么容易得淋巴瘤

经常进食含有Ⅰ类致癌物的食物，会使得罹患淋巴瘤的风险升高。Ⅰ类致癌物在致癌的机制上是十分"全面"的，致癌的本领高强，进入人体后会对组织细胞产生广泛的破坏，如果对淋巴细胞影响比较大，那么就会导致淋巴瘤，如果对肝细胞的影响比较大，就会导致肝癌。

5. 一天一个苹果真的能让人远离疾病吗

苹果是营养价值很高的水果，富含多种维生素，其中更是富含果胶成分，可以促进肠道蠕动和改善便秘。每天吃一个苹果，虽然能够有助于健康，但对于特殊的人群并不推荐每天都吃一个苹果。"一天一个苹果，疾病远离我"的本意应该是每天保证适量摄入水果有助于健康。

6. 听说保健品能防淋巴瘤，多吃保健品这事靠谱吗

我国的广告法有明文规定，保健品属于食品范畴，凡是保健品类的商品均不能宣传能够治疗或预防疾病。保健品不是药物，也并不具备药物所具有的功效，保健品所能做的仅仅是作为膳食补充剂，使膳食结构更加均衡、促进健康。换句话讲保健品所承诺的功效，仅仅只停留在消费者的主观感受层面，而并没有明确的临床试验能证实功效客观存在，想靠保健品来预防淋巴瘤，这事不靠谱。

7. 常吃复合维生素片，能防淋巴瘤吗

复合维生素片是保健品中最常见的一大类，里面的成分十分复杂，主要包括各类水溶性、脂溶性维生素，有些复合维生素片甚至还包括其他一些不属于维生素的物质，比如番茄红素等。既然复合维生素片属于保健品，那么它并不具备治疗或预防疾病的功效。

8. 听说喝酒可以促进血液循环，喝酒能防淋巴瘤吗

喝酒不仅不能预防淋巴瘤，而且还可能增加罹患胃癌、食管癌、口腔癌、肝癌等疾病的风险。以现代科学的眼光来审视，酒以及酒精类的饮品对人类健康产生的危害极大，建议大家远离。

9. 怎么烹调食物才能预防淋巴瘤

食物的烹调方法可能与食物中营养元素的流失有关，但是和淋巴瘤的发病率并没有相关性。比如某些食物中的营养元素不耐热（如维生素 C），

在烹调时就需要尽量减少食材接触高温的时间。因此，没有最健康的烹调方法，只有适合自己口味的烹调方法。

10. 爱吃炸鸡，常吃油炸食品会得淋巴瘤吗

油炸食物与淋巴瘤的患病风险并没有直接的关系，但是在某些劣质的油中，可能会含有致癌的成分，这些成分有可能会升高淋巴瘤的患病风险。

11. 一天之中，什么时候吃饭能预防淋巴瘤

现代人一天主要进食三次，分别在早上起来以后、中午以及傍晚或晚上。这种进食方式其实比较符合大家的日常工作节奏，因为大家的工作常常是朝九晚五，早上需要吃饱进行能量补充，中午需要再次补充能量，忙碌了一天回到家中也需要再次进食，这就形成了一日三餐。但是这种一日三餐的模式并不适合所有人，一些罹患消化道疾病的患者就更适合少量多餐。不管怎样，规律的饮食习惯对于预防淋巴瘤也是有益的。

12. 邻居说辟谷治好了他多年的痛风，辟谷能饿死淋巴瘤细胞吗

辟谷起源于中国传统道家，旨在通过断食进行修炼。但是妄图通过不吃东西来饿死淋巴瘤细胞，纯属无稽之谈。肿瘤细胞是一类代谢相当活跃的细胞，对营养物质的摄取能力非常强。饥饿并不能抑制肿瘤细胞的生长，饥饿所能带来的是正常组织细胞的营养供应减少，换句话讲，要饿死也先饿死正常的细胞，肿瘤细胞是最后饿死的细胞。

13. 喜欢吃烫的东西，会患上淋巴瘤吗

高温的食物进入口腔后，所携带的热量会递给消化道黏膜，长期的热刺激会引起消化道黏膜的癌变。因此，长期进食高温食物会导致多种肿瘤的发病风险增高。

（三）运动

1. 怎样动才算是运动

俗话说"生命在于运动"，运动对于健康十分重要。但是，并不是所有的活动都能叫做运动，运动也有一定的标准。人体正常心率为 60~100 次 / 分钟，而所能耐受的最大心率与年龄相关，简易的最大心率计算公式为：健康成年人最大心率 =220- 年龄。如一位 30 岁的年轻人，他的最大心率是 220-30=190 次 / 分钟，也就可以理解为，他的心率的极限就是 190 次 / 分钟。对于大多数人来说，最有效的运动范围是将心率控制在最大心率的 55%~75%，即进行中等运动的强度。一位 30 岁的年轻人，最大心率是 190 次 / 分钟，那么他的目标运动心率大约就是 105~145 次 / 分钟。换句话说，凡是能使心率达到这个区间的运动，就是合适的能够促进健康的运动。

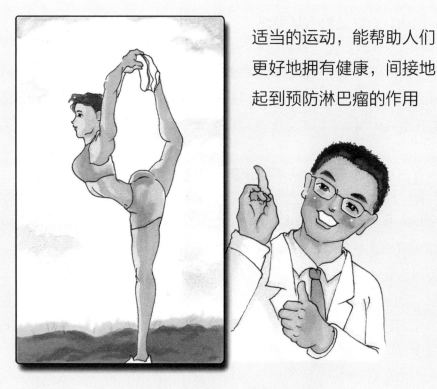

适当的运动，能帮助人们
更好地拥有健康，间接地
起到预防淋巴瘤的作用

图 16　适当运动可以预防淋巴瘤

2. 每天走路上下班，能预防淋巴瘤吗

每天上下班采用走路的方式十分环保，能有效减少碳排放，还能减少交通堵塞带来的困扰。假设一位 40 岁的中年人，最大心率是 180 次 / 分钟，最适宜的运动心率是 100~135 次 / 分钟。如果上下班的途中采取的是快步走方式，那么心率就有可能达到这个区间，也就是真正地在"运动"，这种健康的生活方式自然就会让我们远离肿瘤的困扰。

3. 经常运动有什么好处，能预防淋巴瘤吗

运动可以强健人体的骨骼，增强心肺的功能，改善情绪，陶冶情操，保持健康的心态。无论是从躯体还是从心理的角度看，运动对预防淋巴瘤都是大有裨益的。电子竞技虽属于脑力运动，但并不会对大家的躯体健康带来多大帮助，同样也不能预防淋巴瘤。长时间玩电子游戏容易引起眼干燥症、腱鞘炎等疾病，因此建议大家还是要适度。

4. 运动只有好处没有坏处吗

不适当的运动也会带来诸多坏处，对身体健康产生不利影响。如果运动强度过高，会产生运动相关的躯体损伤。比如经常爬山的朋友，如果不注意膝盖保护，很有可能会因为过度磨损膝关节里的关节软骨（半月板），罹患膝关节的骨关节炎。可见，只有适度的运动才能对健康产生积极的作用。

5. 有氧运动和无氧运动都能预防淋巴瘤吗

有氧运动是指人体在氧气充分供应的情况下进行的体育锻炼。即在运动过程中，人体吸入的氧气与需求相等，达到生理上的平衡状态。有氧运动通常是强度小、节奏慢、运动后心脏跳动不过快、呼吸平缓的一般运动，例如快走、慢跑、散步、太极拳等。

无氧运动是指强度大、节奏快、运动后心脏跳动每分钟可达 150 次左右、呼吸急促的剧烈运动，如快跑、对抗性极强的球类运动等。无论是有氧还是无氧运动，对健康都是有帮助的，因此他们都能间接地起到预防淋巴瘤的作用。

6. 听说用后背撞松树能防淋巴瘤，是真的吗

用后背撞松树，美其名曰是能刺激后背的穴位，撞击产生的震动，刺激各个器官的功能，但却是一个非常不靠谱的假养生秘诀。从科学的角度讲，后背撞击松树这样一个动作并不能对身体的器官功能产生什么实质性的刺激作用，至于能够预防淋巴瘤，更是无稽之谈。相反，松树表面凹凸不平，频繁的撞击很有可能会损伤脊椎，引起脊椎错位、骨折等疾病。

7. 邻居每天下班都要健身，为什么还会得淋巴瘤

适当的运动能帮助人们更好地拥有健康。但是，运动并不能保证不得病，即使是一个外表看起来很健康的人，也有可能罹患淋巴瘤。另外需要注意的是，进行运动的同时还应该远离那些明确的致癌因素，方能保持健康的体魄。

（四）健康体检

1. 什么是体检

体检就是身体检查，对自己的身体健康状况进行一个全面的检查评估。许多疾病可以通过体检做到早发现早诊治，像恶性肿瘤，早发现可以提高治愈率、延长患者的生存时间。体检也可以发现潜在的致病因素，通过控制这些致病因素来达到防病的目的。例如测量体重，可以发现是否超重或肥胖，而控制好体重也可以让我们远离肿瘤等疾病的困扰。

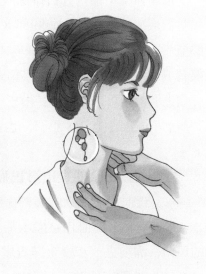

图 17 体检

2. 怎样针对淋巴瘤进行健康体检

所有的体检套餐都包含最基本的体检者信息，如年龄、性别、身高、体重等，这些信息有助于医生对体检者的概况有所了解。不同年龄、不同病史、不同目的的体检项目是不相同的。

淋巴瘤是一个系统性疾病，体检时首先不能忽视常规基本项目的检查，如血常规、便常规和尿常规；其次注意超声、CT 等影像学检查中是否见到异常的淋巴结和占位性病变；再次，注重医师的建议，需要复查的要定期复查，淋巴瘤很多时候是以无痛性的肿大淋巴结为主要表现，对于可疑的小的肿大淋巴结，通过定期复查能很好地判断它是否真的存在问题。

3. 无任何不适症状还需要体检吗

一些人对自己的身体状况非常有信心，认为不需要体检，也有一些人害怕检查出问题而不去体检。其实定期进行健康体检，通过指标的动态变化可以更好地了解自身的健康状况，可以达到"未雨绸缪"的目的。

4. 每年都体检，就一定"万无一失"吗

很多恶性肿瘤的起病是相当隐匿的，尤其是发生在看不到的空间的肿瘤，比如腹腔占位性病变，早期在肿瘤非常小的时候是不容易被找到的。因此不能说每年体检就能确保万无一失。

每年体检不能百分百排除疾病的原因主要有以下几点：第一，要看体检项目和对应疾病的关系，比如胸部 X 线检查可能就不能发现只有胸部 CT 能看到的肺部结节，腹部 CT 发现不了只有内镜能看到的消化道内部的病变；第二，恶性肿瘤都有成长的过程，在疾病早期阶段病灶很小的时候，是发现不了的；第三，有些肿瘤进展很快，比如伯基特淋巴瘤，是一种高度侵袭性的 B 细胞非霍奇金淋巴瘤，肿瘤倍增时间是 24~48 小时，也就是 1~2 天肿瘤就会增大 1 倍。

5. 抽血化验能查出淋巴瘤吗

查血能够提示肿瘤的主要原因是一些肿瘤会导致特异性的肿瘤标志物升高，当抽血化验提示某个肿瘤标志物升高时，可能提示有罹患这个肿瘤的风险，需要进一步检查排查是否真的得了肿瘤。然而遗憾的是，针对淋巴瘤还没有特异性很高的肿瘤标志物。乳酸脱氢酶、红细胞沉降率和 β2 微球蛋白可以反映淋巴瘤的增殖情况及肿瘤负荷大小，但是因为这些指标的特异性很低，单纯这些指标的升高不能提示有淋巴瘤的风险。尽管抽血化验并不能直接诊断淋巴瘤，但在淋巴瘤的诊断和治疗决策制订中起到了很重要的作用。

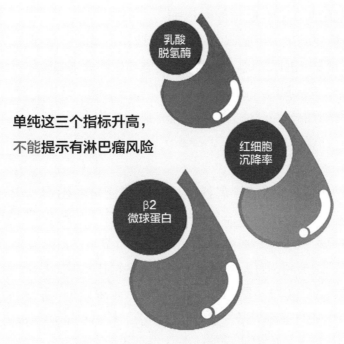

乳酸脱氢酶

红细胞沉降率

单纯这三个指标升高，不能提示有淋巴瘤风险

β2微球蛋白

图 18 淋巴瘤没有特异性的肿瘤标志物

6. 体检的影像学检查会不会增加得淋巴瘤风险

影像学检查是体检的常规项目，体检中心常用的影像学检查包括胸部 X 线、CT、增强 CT、超声等，其中前三者是具有"辐射"的检查项目。我国放射剂量防护标准规定影像科的职业工作人员每年的限量是 50mSv，普通人的年有效剂量限定不超过 1mSv。常规体检受到的总辐射剂量是远远低于成年人的耐受剂量的。PET/CT 中 CT 部分的辐射和普通 CT 是相当的，注射药物 18F-FDG 的半衰期是 109 分钟，进入人体内后作为放射性核素衰变，主要通过尿液代谢排出。

7. 体检发现小淋巴结，就是淋巴瘤吗

淋巴结作为身体正常组织器官之一，广泛地存在于身体的各个部位，因此不需要质疑正常的小淋巴结的存在，只有出现不正常的淋巴结时才需要处理，也就是根据淋巴结的大小、形状、血供等情况综合进行判断。

8. 甲状腺结节是不是颈部淋巴瘤

首先需要明确，甲状腺和颈部淋巴结并不是同一个器官。最常见的淋巴瘤是原发于淋巴结的，而甲状腺的本质是内分泌腺腺体，不是淋巴结/淋巴器官。原发于甲状腺的淋巴瘤存在，但发病率很低，常见于合并甲状腺基础病变的患者。甲状腺淋巴瘤在所有甲状腺恶性肿瘤中约占不到3%，最终的诊断也是由穿刺活检通过病理检查获得的。

9. 体检发现肺部结节，怎样区分是肺癌还是淋巴瘤

肺部结节中恶性肿瘤部分包括淋巴瘤，怎样将肺部淋巴瘤从众多肺部结节中鉴别出来呢？可以从这么几个方面鉴别：首先看病史和查血结果，有无肺癌标志物的升高，有无吸烟史，有无其他淋巴结肿大或明确淋巴瘤的病史；其次看影像学特点，单发还是多发，是否沿支气管束分布，是否合并肿大淋巴结；最后，也是最权威的鉴别依据，是对肺部结节活检得到的病理报告。无论是穿刺活检还是手术切除活检取得的病理诊断，是最终的诊断，也是唯一明确的可以把肺部淋巴瘤从众多肺结节中筛出来的依据。

10. 体检发现乳酸脱氢酶升高，是提示有淋巴瘤吗

乳酸脱氢酶（LDH）是一个在糖酵解中发挥重要作用的酶，糖酵解为葡萄糖的代谢，全身的器官均需要葡萄糖提供能量，因此乳酸脱氢酶存在于全身各个组织：心肌、肝脏、骨骼肌、肾脏、脾脏等，上述任一脏器的异常都会造成LDH的升高。因此，LDH的特异性不高，并非只有淋巴瘤会导致LDH升高，也无法通过LDH升高判定得了淋巴瘤。

当淋巴瘤患者出现肿瘤细胞异常增生或肿瘤细胞坏死时，会有大量LDH释放入血，因此LDH可以反映淋巴瘤患者的肿瘤增殖活性或肿瘤溶解状态，它也是淋巴瘤预后评分系统的组成部分、淋巴瘤患者随访复查的指标之一。

11. 体检查出的肿大淋巴结，需要处理吗

当淋巴结出现了肿大，鉴别出它的性质非常重要，良性病变一般不会影响生存，恶性病变的预后较差。超声有助于推断病变的良恶性，一般通过以下几点来判断：淋巴结的大小，短径的长度是否超过1cm；淋巴结的形状，是圆形、椭圆形还是不规则形态；淋巴结的结构，是否有淋巴结门以及内

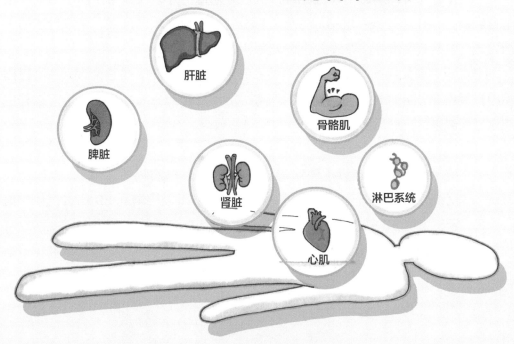

乳酸脱氢酶 存在于 **全身各个组织**

肝脏

骨骼肌

脾脏

肾脏

淋巴系统

心肌

图 19　乳酸脱氢酶的分布

部血供；淋巴结的密度，低回声还是无回声，是否合并钙化；淋巴结的边界，淋巴结是否有融合、边界是否清楚、周围是否水肿。但最终诊断的"金标准"仍是病理活检。

（五）淋巴瘤相关疾病

1. 有幽门螺杆菌的感染，怎样预防淋巴瘤

虽然有 80%~90% 的胃癌或胃淋巴瘤患者合并幽门螺杆菌感染，但是幽门螺杆菌在一般人群中的感染比例高达 60%，可见并不是所有感染了幽门螺杆菌的人都会发生恶性肿瘤。但是对于有家族史、消化道症状、胃病史的人群，建议定期做胃镜及幽门螺杆菌检查，必要时进行抗幽门螺杆菌治疗。

2. 患有慢性乙肝，需要怎么做才能预防淋巴瘤的发生

乙肝患者的非霍奇金淋巴瘤发病率是正常人的 2~3 倍。乙肝患者需要在肝病专科的意见下积极地进行抗乙肝病毒治疗，在日常生活中定期体检与自我检查，注意浅表淋巴结的变化，积极处理体检发现的问题，采取健康的生活方式，包括定期锻炼、养成良好的饮食习惯等。

淋巴瘤患者如果同时也是一个慢性乙肝患者或者乙肝既往感染者，在淋巴瘤治疗过程中有乙肝病毒再激活风险，病毒再活动会影响患者的预后，治疗过程中应该遵医嘱进行抗病毒治疗。

3. 孩子小时候感染过 EB 病毒，将来会得淋巴瘤吗

据统计，在我国 90% 以上的 3~5 岁儿童中可以检测到 EB 病毒抗体，提示感染过 EB 病毒。多数情况下，感染了 EB 病毒后只需要进行对症处理，大部分可以自愈。EB 病毒感染后少数相对严重的疾病有以下几个：传染性单核细胞增多症（良性）、鼻咽癌、鼻型 NK/T 细胞淋巴瘤、伯基特淋巴瘤。

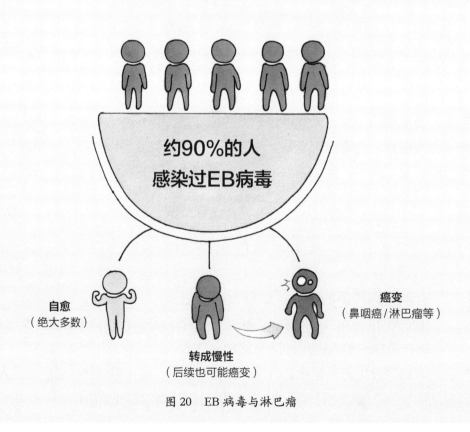

图 20　EB 病毒与淋巴瘤

一旦感染过 EB 病毒就会终生潜伏，但这并不意味着感染过 EB 病毒的人获得了终生的免疫力，也无法预测是否会患与 EB 病毒相关的疾病或肿瘤。但对于大部分人来说，EB 病毒的感染并不会造成 EB 病毒相关疾病的发生。

4. 检查发现血中 EB 病毒持续升高，身上有小淋巴结肿大，是淋巴瘤吗

EB 病毒侵犯的就是淋巴系统的 B 淋巴细胞，因此 EB 病毒感染可以直接引起淋巴结肿大。EB 病毒升高并有淋巴结肿大，医生并不会首先考虑淋巴瘤，只有当临床怀疑肿大的淋巴结有恶性倾向时，才需要进一步做淋巴结的活检，明确病理诊断、鉴别良恶性。

5. 患有自身免疫性疾病，怎样做才能提早发现淋巴瘤的苗头

自身免疫性疾病是由于自身免疫系统紊乱造成身体"自己攻击自己"而产生的一系列疾病，包括系统性红斑狼疮、干燥综合征、类风湿性关节炎、慢性淋巴细胞甲状腺炎等。自身免疫性疾病的患者发生淋巴瘤的概率是高于正常人的。例如，大概有 5% 的干燥综合征患者合并淋巴瘤。自身免疫性疾病患者需要定期复查，如果发现淋巴结无明显诱因的无痛性进行性增大，或者出现不明原因的发热、消瘦、盗汗等症状，建议及时就诊查明原因。

6. 经常感冒，是不是抵抗力低更容易得淋巴瘤

抵抗力是人体的免疫系统对抗外界病原体的能力，获得这种能力的方式主要有两种：其一是注射疫苗，例如通过打流行性感冒疫苗，获得抵抗流行性感冒病毒的能力，减少患流行性感冒的概率；其二是通过生病、痊愈这样的过程，让身体产生对这个疾病的抵抗力。经常感冒的人，确实还是需要寻找一下经常感冒的原因。如果没有基础疾病和长期服用免疫抑制药物，依然经常感冒，还是需要引起重视，建议进行定期的、系统的体检监测自己的身体状况。

7. 没有得任何可能与淋巴瘤相关的疾病，为何还会得淋巴瘤

淋巴瘤是淋巴系统的恶性病变，除了少数类型淋巴瘤和 EB 病毒、幽门螺杆菌感染等因素相关外，绝大多数淋巴瘤是内因和外因综合作用的结果。内因是遗传因素，是我们无法改变的；外因指的是生活方式，比如经常熬夜，经

常吃毫无营养的垃圾食品，抽烟酗酒，不锻炼身体，工作环境中含有辐射，刚刚装修了新家，经常染发等。这些因素的叠加就会导致淋巴瘤，而不是简单的一个因素所能决定的。

8. 经常皮疹，是皮肤的淋巴瘤吗

反复的皮疹更可能是患有皮肤过敏或其他疾病，也可能是淋巴瘤的一种。但是淋巴瘤的发病率相对较低，大概为5~6/10万，原发皮肤的淋巴瘤发病率更低，是淋巴瘤中少见的类型，所以皮疹患者不要轻易怀疑自己得了淋巴瘤，若皮疹经常反复或加重，建议皮肤科专科就诊。另外，少数淋巴瘤会合并皮肤的瘙痒或皮疹，控制了原发病后皮疹也会得到缓解，若淋巴瘤病情进展，皮疹瘙痒也会加重。

9. 常年健身，身体很好，为什么还会得淋巴瘤

大样本的回顾性分析发现，经常运动或规律锻炼身体的人，罹患淋巴瘤的风险会降低，并且统计也发现，确诊淋巴瘤后定期进行适度运动的患者，也可以获得更好的预后。但是罹患淋巴瘤是内因与外因综合起作用的结果，除了规律运动，还要注意其他的生活方式是否健康，包括饮食、睡眠等。适度的、规范的运动或健身可以促进身体健康，但它并不是健康生活的全部，也不是抗癌的有效"疫苗"。

（赵林俊　何天珩）

四、淋巴瘤的临床表现

淋巴瘤的临床表现会因肿瘤累及部位或组织学亚型的差异而不同，有些临床表现是各种类型的淋巴瘤都可能出现的，而有一些则是某些类型淋巴瘤独有的。本部分首先介绍了淋巴瘤症状和体征等方面的常见问题，并分别描述了淋巴组织的正常与异常情况，同时对于淋巴组织常用的检查方式做了解释说明，最后讲述了淋巴瘤与淋巴转移癌的区别与联系。

（一）症状与体征

1. 淋巴瘤可能会有哪些症状

淋巴瘤患者常见的症状有发热、疲劳、盗汗、体重减轻、皮疹、皮肤瘙痒等，患者通常可以自己触摸到浅表部位的淋巴结肿大，包括颈部、腋窝、腹股沟等处。根据肿瘤累及部位的不同，可有不同的表现，如淋巴瘤累及胃肠道，可表现为腹胀、早饱、食欲差、恶心、呕吐、腹痛、大便发黑、便秘等；如淋巴瘤累及中枢，可表现为头痛、头晕、恶心、呕吐、嗜睡、意识障碍等；如果肿瘤累及纵隔，可表现为胸痛、胸闷、憋气、心慌、咳嗽、咳痰等。淋巴瘤也可以引起高钙血症、贫血、血小板减少等问题，如果出现了高钙血症，可有食欲差、恶心、呕吐、烦渴、多尿、疲劳、烦躁、嗜睡、意识障碍等表现；如果患有贫血，可表现为疲劳、心慌、头晕、面色或嘴唇苍白、胸闷、气短、耳鸣等；如有血小板减少，可表现为伤口出血不止、皮肤出血点或瘀斑等。

2. 什么是B症状

发热、盗汗、体重减轻称为"淋巴瘤的B症状"。但不是所有的发热、盗汗或体重减轻都可以称为B症状。在B症状的定义中，首先，发热是指体温大于38℃且原因不明，如果明确为感染等相关发热的话，则不能称为B症状；其次，盗汗是指大量的出汗，有时候发生在夜里，以需要更换床上用品为标准的

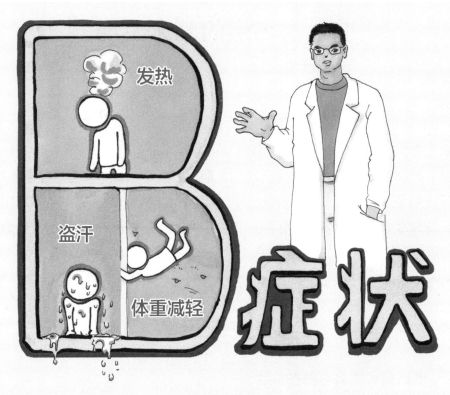

图 21　淋巴瘤 B 症状

出汗程度才能算作盗汗，且需要排除其他的良性原因，比如因为衣服太厚或者房间太热引起的大量出汗都不能算作盗汗；最后，体重减轻是指在过去的半年时间里不明原因的体重减轻达到十分之一以上，而刻意减肥或者节食等导致的体重减轻不能算作 B 症状。

3. 皮肤瘙痒是霍奇金淋巴瘤的表现吗

皮肤瘙痒同样是霍奇金淋巴瘤患者常有的不适表现，可以为局部皮肤瘙痒，也可以是躯干及四肢等广泛的皮肤瘙痒，同时患者也可能有皮疹等表现。但是需要与其他原因引起的皮肤瘙痒相鉴别。淋巴瘤相关的皮肤瘙痒，经过抗肿瘤治疗后有可能好转。

4. 什么样的发热可能跟淋巴瘤有关

淋巴瘤最常见的临床症状即为发热。符合淋巴瘤 B 症状定义的发热为超过 38℃ 且原因不明，一般经过抗感染治疗后发热无明显改善。但不是所有的发热都跟淋巴瘤有关，因为发热本身就是临床上常见的症状，发热的原因多种多样，常见的发热原因有感染、肿瘤、自身免疫病等。如果患者出现发热，首先需要从感染、自身免疫病、肿瘤等几方面进行考虑。

5. 最近出汗很多，和淋巴瘤有关系吗

出汗是人体正常的生理反应，异常增多的出汗需要引起重视。淋巴瘤患者经常出现盗汗的情况，但是除肿瘤性多汗外，其他原因的多汗在生活中也较为常见，例如结核患者最常见的不适就是午后低热和盗汗，伴有咳嗽、咳痰等症状；甲亢患者也可以表现为持续性的盗汗，伴有情绪急躁、凸眼、体重减轻等表现；围绝经期的女性也可能出现盗汗的情况，伴有皮肤潮红等表现。

6. 体重下降较明显需提高警惕

健身与减肥是中青年人最常讨论的话题，出于爱好、维持良好形象、保持身体健康等各种原因人们经常选择主动进行减重。如果不是主动进行减重，或者有已知原因引起比较明显的体重减轻的话，通常需要考虑包括肿瘤、内分泌疾病、胃肠道疾病、其他慢性疾病、药物使用等几方面原因。对于淋巴瘤患者来说，体重减轻是常见的临床表现，还可能伴有发热、盗汗、皮肤瘙痒、疲劳等，有时候可以触摸到肿大的淋巴结或者肿大的脾脏等。有些内分泌疾病比如糖尿病也可能会引起体重的明显减轻，甲状腺亢进也可能会导致明显消瘦。

7. 最近总是很疲劳，需要看医生吗

疲劳有时候表现在体能方面，比如不能长时间地活动，或者不愿意活动，有时候是精神方面的，比如容易困或者容易睡着，还有时候是心理方面的，比如对于很多事情都打不起精神，有无力感等。如果出现了疲劳感，可以关注以下几方面，比如疲劳持续的时间，对日常生活有无影响及影响的程度，疲劳感可能跟哪些事情有关，是否可以缓解以及缓解的方式，除了疲劳还有没有其他的不适，或者有没有自己可以察觉的异常表现（如有无发热、盗汗、体重减轻、腹胀、食欲减退等）。如果疲劳持续的时间比较长，需要关注有没有肿瘤、心肺疾病、内分泌疾病、精神疾病等。

8. 总是头疼，日常活动受影响，是淋巴瘤的表现吗

根据病因的不同，头痛可以分为原发性和继发性等。原发性头痛常见的病因有偏头痛、紧张性头痛等。而继发性头痛一般是由其他疾病引起的，有时需要引起重视。如果头痛发作比较急，程度比较剧烈，持续不好转，既往没有类似的病史，就需要警惕一些会引起生命危险的重症疾病，比如蛛网膜下腔出血、高血压急症、脑卒中、颅脑重症感染等，有时可能会伴有肢体活动障碍、语言障碍或者意识障碍等表现，需要及时就诊。有些发作不是很急的继发性头痛，有时候也需要引起注意，比如脑肿瘤导致的头痛等。淋巴瘤累及中枢同样可以出现头痛、肢体活动或者精神障碍等症状，尤其是这些症状持续不缓解或者逐渐加重，需要及时就诊。

9. 时不时会胸闷、憋气，有可能是淋巴瘤吗

呼吸困难可能是生理方面的问题，也可能是心理方面的问题，生理方面常见的病因主要是心脏、血管方面的问题和呼吸系统的问题，心理方面常见于焦虑、抑郁或压力过大时。有些淋巴瘤累及纵隔或者呼吸系统的患者，会有呼吸困难等表现。如果出现了胸闷憋气，有持续时间比较长、程度比较重等情况，或者对工作生活有比较大的影响，应该及时就诊。

10. 总是腹胀、很容易饱，会是淋巴瘤吗

腹胀、早饱、食欲减退等可能是因为胃肠道疾病、腹部病变等器质性病变，也有可能是功能性消化不良。淋巴瘤患者也可以表现为腹胀、食欲减退等不适，可能是由于淋巴瘤累及胃肠道或其他腹部脏器。

11. 腿肿得厉害，有可能是淋巴瘤吗

水肿是临床上很常见的不适表现，常见于四肢、胸腹部等部位，主要是因为人的体液聚集在外周组织间隙。对于淋巴瘤患者来说，当肿瘤累及淋巴结引起淋巴回流受阻时，可以引起下肢水肿；由于肿大的淋巴结压迫血管，导致血液回流障碍等也可以引起下肢水肿。

12. 最近身上出现肿块，需要看医生吗

首先需要判断肿块的性质是良性的还是恶性的。如果肿块在短时间之内出现，很快增大，需要警惕是否为恶性肿瘤；如果出现时间很长，且变化不大，有良性肿瘤的可能；同时年纪较大的人，如大于 40 岁，也需要考虑恶性肿瘤的可能。肿块如果比较硬、活动性差，且无触痛，需要考虑恶性肿瘤的可能。同时需要关注有没有其他不适，比如发热、盗汗、乏力、体重减轻等。必要的时候，可以采取活检的方式做进一步的病理检查。

13. 体检发现甲状腺结节，和淋巴瘤有关系吗

很多人在体检的时候发现了甲状腺结节，或者是自己无意触摸到肿大的甲状腺。良性的甲状腺结节，常见病因有桥本甲状腺炎、滤泡性腺瘤等。恶性的甲状腺结节包括甲状腺癌、甲状腺淋巴瘤等。需要完善甲状腺相关的实验室检查和影像学检查，必要时可通过活检及病理来最终明确诊断。

14. 就诊时医生为什么会问起家人的情况

对患者家人情况的询问，是为了全面了解家族史，这对评估疾病发生和发展的情况是有帮助的。比较准确的家族史，一般会询问至少三代，包括祖父母、外祖父母、父母、姑姑或阿姨、叔叔或舅舅、兄弟姐妹、堂或表兄弟姐妹、儿女、侄子侄女、孙子孙女或外孙外孙女。需要了解他们的一般情况、健康状况、疾病情况及发病年龄、诊疗经过、是否死亡及死亡原因、职业或生活相关信息、有无暴露史等。

（二）区分正常和异常淋巴结

1. 什么是淋巴结

淋巴结是淋巴组织的一部分，是人体的免疫组织，淋巴细胞在淋巴结和其他淋巴组织中进行免疫反应，以对抗外来的细菌、病毒等。淋巴结分布在人体各个部位的特定区域，能够引流不同部位的淋巴液，也是循环系统的一部分，可以调节人体内环境。

2. 什么是淋巴系统

淋巴系统是人体的重要系统之一，主要的功能包括免疫作用以及对心血管在内的血液系统起到辅助作用。也就是说，一方面淋巴系统可以抵抗外来细菌、病毒等的入侵，另一方面淋巴系统也是人体循环系统的重要部分，可以将体液运输到血液中。淋巴系统包括淋巴液、淋巴管、淋巴组织等。

人体的最基本结构是细胞，细胞与细胞之间充斥着的液体，称之为细胞间液，也可以叫做组织液。大部分的组织液可以在血管内进出。也有部分组织液在淋巴管内进出，这部分组织液就叫做淋巴液，淋巴液最后也会进入血管。淋巴循环和血液循环构成了人体的循环系统。

淋巴组织包括骨髓、胸腺、淋巴结、脾脏、黏膜相关淋巴组织等。淋巴液可以运输废物、脂肪、维生素、其他成分等，淋巴液流经淋巴结的时候，淋巴结对其中的抗原成分进行过滤，发生免疫反应。

淋巴细胞根据来源的不同，可以分成 B 细胞、T 细胞和 NK 细胞，其中从骨髓发育来的为 B 细胞，从胸腺发育来的为 T 细胞。这些淋巴细胞成熟之后就会分散到全身各处的淋巴结和淋巴组织，对抗外来细菌和病毒。

3. 淋巴系统的分布

淋巴系统遍布全身。淋巴管位于全身各处，类似血管，是让淋巴液能够循环流动的管道。骨髓位于全身各处的骨骼中。胸腺位于人体的胸腔内，位于胸部上段，在两肺中间。扁桃体位于咽喉的深部。淋巴结则包括浅表淋巴结和深部淋巴结，浅表淋巴结通常位于颈部、腋窝、腹股沟等体表的位置，深部淋巴结则位于体腔内，比如腹腔淋巴结、纵隔淋巴结等。脾脏位于腹腔的左上方，毗邻胃底、膈肌及左肾。

4. 淋巴组织的作用

淋巴组织可以区分自身和外来抗原，抵御入侵的病原体。人体会不断产生衰老坏死的细胞，淋巴组织可以对这些细胞进行清除，维护人体内环境。淋巴结是淋巴液所携带抗原的免疫应答场所。脾脏是血液的过滤器，在脾脏中，人体的免疫细胞对来自血液的抗原发生免疫反应，发生免疫激活。同时脾脏可以清除血液中的衰老细胞等不需要的物质。黏膜相关淋巴组织主要位于呼吸道和胃肠道黏膜中，由弥散分布的淋巴细胞群组成，属于外周淋巴组织，构成一道屏障，通过分泌的免疫球蛋白阻止病原体在黏膜生存，防止病菌的入侵。青春期之前，胸腺是人体重要的免疫组织，是一部分淋巴细胞发育的场所，当这部分淋巴细胞发育成熟后，就会离开胸腺，通过血液循环进入淋巴结、脾脏等淋巴组织中，发挥免疫作用。

5. 淋巴结为什么会肿大

淋巴结肿大的原因有很多种，例如感染、肿瘤、自身免疫病、药物反应等。与感染相关的淋巴结肿大，常见的有 EB 病毒感染、巨细胞病毒感染、人类免疫缺陷病毒（HIV）感染、结核、细菌或真菌感染等。其中，HIV 感染的患者，通常会出现无痛性淋巴结肿大，主要发生在腋下、颈部等部位；对于传染性单核细胞增多症的患者来说，淋巴结肿大也是常见的表现，同时还可以伴有发热、咽炎等表现；结核患者同样可以出现淋巴结肿大，以无痛性淋巴结肿大为主。自身免疫疾病如系统性红斑狼疮患者也可以见到淋巴结肿大，通常是无痛性的，质软，颈部、腋窝、腹股沟等比较浅表位置的淋巴结肿大可以被触摸到。淋巴瘤患者淋巴结肿大可见于全身各处，通常为无痛性进行性肿大，可以伴有发热、盗汗、乏力、体重减轻等表现。

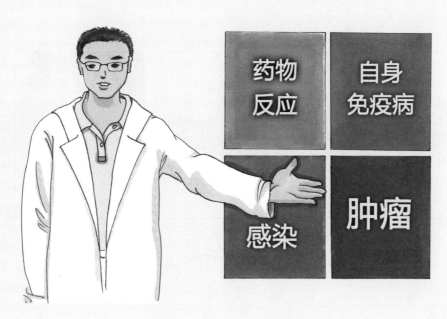

图 22 淋巴结肿大的原因

6. 淋巴结长到多大需要看医生

正常淋巴结的直径一般小于 1cm，质软、活动度好、无明显触痛，也无明显红肿热痛表现。如果发现了肿大的淋巴结，则需要关注其为区域性的，还是全身性的，是集中在一个部位，还是分散在各个部位，是否具有红肿、局部表面皮温升高、触痛等表现，并需要关注是否有发热、盗汗、乏力、体重减轻、皮肤瘙痒、皮疹、皮损等表现，同时需要关注腹部等其他部位是否有肿块等。

7. 正常淋巴结是什么形状的

淋巴结由淋巴细胞集结而成。正常人的浅表淋巴结很小，通常是触摸不到的，直径多在 0.5cm 以内，表面光滑，质地柔软，与周围组织无粘连，也没有压痛。正常淋巴结在超声下是光滑的圆形或椭圆形。

8. 淋巴结的硬度怎么区分

正常淋巴结质地柔软，触诊时的感觉犹如嘴唇的质地。感染引起的淋巴结肿大，质地坚韧，触诊时的感觉犹如鼻尖的质地。淋巴瘤以及转移癌引起的淋巴结肿大，质地坚硬，触诊时的感觉犹如额头的质地。

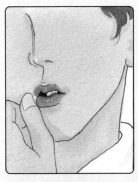 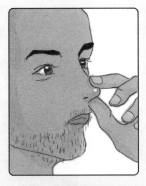 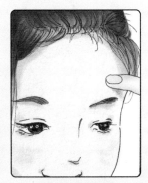

正常淋巴结　　　　感染引起淋巴结肿大　　　淋巴瘤 / 转移癌
柔软如嘴唇　　　　**坚韧如鼻尖**　　　　**坚硬如额头**

图 23　淋巴结的质地

9. 淋巴结肿大需要做哪些检查

淋巴结肿大是临床中经常见到的不适，一般需经过询问病史和体格检查、实验室检查、影像学检查等多种检查综合评估以明确淋巴结肿大的性质。首先，在询问病史的时候，患者一般要告知是否有发热、咳嗽、腹泻、盗汗、体重减轻、乏力等症状，并提供有无外伤史、有无高风险地区旅行史、近期药物使用史等信息。其次，在体格检查的时候，通常会进行浅表淋巴结的触诊以判断肿大淋巴结的大小、硬度、活动度、有无触痛，肿大淋巴结附近有无皮肤破损等。最后，如果仍不能明确淋巴结肿大的性质，需要进行实验室检查和影像学检查。实验室检查通常包括血常规、肝肾功能及电解质、病原学检查等。影像学检查通常包括超声、CT 和 MRI 等。如果影像学检查仍不能明确淋巴结肿大的性质，可以通过淋巴结活检的方式进行病理检查从而明确诊断。

10. 淋巴结处皮肤泛红是淋巴瘤吗

通常情况下，淋巴结不能触及，而且浅表淋巴结处的皮肤和正常皮肤颜色一致。但特殊的情形下，例如当淋巴结引流区域发生了炎症，或发生了淋巴结结核、淋巴结炎等情况时，可能会出现淋巴结皮肤泛红的症状。如果局部淋巴结的皮肤发红，还需要警惕是系统性疾病的皮肤表现，比如系统性红斑狼疮、免疫性血管炎等疾病。当然，发生淋巴瘤时，由于肿瘤快速增长导致浅表淋巴结迅速增大，也可能会导致局部皮肤泛红。

11. 淋巴结突出皮肤表面，较正常肿大，是淋巴瘤吗

淋巴结的正常大小仅仅为 0.5cm 左右，通常情况下，我们自己并不能触摸到淋巴结。但经常有患者描述自己在无意中触摸到肿大的淋巴结，常见的位置有颈部、腋窝下、腹股沟处等比较表浅的位置。但是肿大的淋巴结并不一定是淋巴瘤，淋巴结肿大的原因有很多，包括细菌、真菌、病毒等感染所引起的淋巴结反应性增生，当然病因也有可能是肿瘤。感染相关的炎症反应性淋巴结增生在生活中较为常见，比如咽炎、扁桃体炎等引起的淋巴结肿大，这些部位发生了炎性反应以后，局部的炎症因子可随着引流的淋巴液流经相应部位的淋巴结区域，炎症因子的刺激引起局部的淋巴结增生，超过皮肤表面，引起淋巴结肿大。大多数情况下，若是炎性反应引起的淋巴结肿大，患者触摸肿大的淋巴结表面的皮肤时多会有疼痛的感觉，这是炎症因子刺激肿大的

淋巴结所引起的局部疼痛感觉。而大多数情况下，淋巴瘤所引起的淋巴结肿大是无痛性的。

12. 淋巴结处皮肤摸起来发热，是淋巴瘤吗

一般是感受不到正常淋巴结的存在的，如果突然触摸到浅表淋巴结肿大，且肿大淋巴结的局部皮温升高，需要先排除感染等因素。若腋下的体温大于37.3℃，则为全身系统性发热。若腋下温度正常，仅仅为淋巴结处局部皮肤温度升高，则考虑为非系统性感染，有可能存在局部的感染。若患者颈部的淋巴结皮温升高，同时患者近期有龋齿发生，可以前往口腔科进行相关诊治；若患者近期有慢性咽炎或鼻炎，可就诊于耳鼻喉科；若患者有双下肢的皮肤软组织感染，并有腹股沟淋巴结皮温升高等表现，可以就诊于皮肤科等。必要时还需要排除一些少见的寄生虫感染。通常来说，淋巴瘤或者恶性肿瘤淋巴结转移引起的淋巴结改变为无痛性的，比较少见红肿热痛等表现。

13. 淋巴结摸起来有疼痛的感觉，是淋巴瘤吗

正常的淋巴结较小，触及起来通常是没有任何感觉的。生活中突然出现淋巴结肿大、疼痛的状况时有发生，这种情况很可能为炎症。例如淋巴结炎，患者常表现为局部淋巴结的皮温升高，淋巴结表面皮肤泛红，触之有明显的疼痛感。淋巴瘤的临床特点多为无痛性进行性的淋巴结肿大，也就是在淋巴结肿大期间，患者很少有疼痛的感觉。

14. 患有淋巴结炎是否会增加罹患淋巴瘤的概率

淋巴结炎多是由于各种致病菌通过破损的皮肤，经过淋巴组织的间隙进入淋巴管，经过淋巴液的引流，导致所属淋巴结的感染。根据疾病的病程，可以将淋巴结炎分为急性和慢性两大类型：急性淋巴结炎常常会导致局部淋巴结处皮肤的泛红、局部肿胀、皮温升高、偶有局部的疼痛感，予以口服抗感染药物后，患者的红肿热痛症状会有一定的缓解。慢性淋巴结炎的病程较长，症状较轻，淋巴结质地较硬，随着时间推移，可变小后自行消退。淋巴瘤是由于淋巴组织的恶性增生形成的恶性肿瘤。两者的疾病性质并不相同，目前没有相关的临床证据表明患有淋巴结炎会增加罹患淋巴瘤的概率。

15. 淋巴结反应性增生会增加患淋巴瘤的概率吗

淋巴结是人体免疫系统的重要组成部分，是人体抵御外来病原体的防御系统。病原菌、淋巴结引流区域炎症等因素都可能会引起局部淋巴结内淋巴细胞和淋巴组织的增生，增生的淋巴细胞或淋巴组织产生相应的抗体或者细胞毒性的免疫细胞，以此来抵抗外来异物的刺激或者抵抗病原体对于身体的损伤。淋巴细胞的增生就会导致局部淋巴结的肿大。如患者患有龋齿或慢性咽炎等，可导致颈部淋巴结的肿大。淋巴结反应性增生是良性病变，不会增加罹患淋巴瘤的概率。

16. 脖子、耳后摸到了肿大的结节，会是淋巴瘤吗

淋巴结引流区域的感染均可引起相关淋巴结反应性增生，表现为淋巴结的肿大。耳后触摸到肿大的淋巴结有可能是中耳炎等疾病导致的淋巴结炎，脖子肿大的结节也有可能是甲状腺结节，不一定是淋巴瘤。

17. 发现淋巴结异常后如何就诊

临床常见两种发现异常淋巴结的情况：一是常规体检发现淋巴结肿大而自己没有任何不适症状，二是因为红肿热痛或包块进行性增大等不适发现淋巴结肿大。对于单纯局部淋巴结增大，建议首先完善淋巴结超声等检查，如果考虑为恶性淋巴结肿大，则需要行超声引导下的淋巴结穿刺活检或淋巴结切除活检，明确异常淋巴结的性质。

（三）淋巴结超声

1. 为何选择超声作为淋巴结评估的影像学检查手段

超声作为一种辐射小，无创伤的检查方法，可以通过超声科医生的检查筛查出形态异常的淋巴结，进而在必要时完善超声引导下异常淋巴结穿刺活检，或经过外科手术行淋巴结的切除活检，获取患者的病理学组织进行病理诊断。超声检查时间短、报告结果回报快，能够最有效地在第一时间了解淋巴结的情况，有助于临床医生尽快制订诊疗方案。

2. 超声报告如何解读

超声科医生在进行淋巴结的检查时，会明确淋巴结位于身体的哪个部位，淋巴结的大小、形态结构、是否有血流信号等情况，同时了解该淋巴结和周围组织间的关系，根据这些淋巴结超声图像表现参数来判断淋巴结是否存在异常的情况。超声科医生结合自己的临床经验做出诊断并提出建议，例如针对淋巴结肿大，可能给出观察、密切观察、建议穿刺活检、考虑恶性等建议。当拿到超声报告后，患者需要到相关的科室就诊，由专业的临床医生进行合理解读。

3. 超声报告如何描述正常淋巴结

超声影像下正常淋巴结形似肾，由皮髓质构成，外形上是圆形或椭圆形的结构。整个圆形或椭圆形结构的外面存在光滑的包膜，包膜的回声为高回声，淋巴结的边缘为低回声表现，这是淋巴结的皮质结构。整个椭圆形或圆形的中心为淋巴门，其表现为高回声的结构，高回声结构由髓质、脂肪组织及动静脉等组成。

4. 超声报告里的偏心靶环状淋巴结有问题吗

正常的淋巴结在超声影像下均是偏心靶环状，恶性淋巴结可表现为低回声饱满的圆形。如果超声报告提示淋巴结为偏心的靶环状淋巴结，还需要注意淋巴结的大小。若报告仅仅提示存在偏心靶环形的淋巴结，而且短径小于1cm，首先考虑局部淋巴结反应性增生所导致的淋巴结增大，可以定期随诊。

5. 正常淋巴结的血供情况是什么样的

淋巴结是由淋巴细胞组成的，流经淋巴结的血液为其提供氧气及葡萄糖物质，所以正常淋巴结在超声下也可以表现出少量的血流供应。在正常的淋巴结中可以观察到散在的血流信号，淋巴结中的血流信号通常沿着高回声的淋巴门分布。

6. 超声检查下的淋巴结是否存在血流信号

血流信号可以作为一个参数从一个角度反映淋巴结是否存在恶性的病变，它是超声科医生在出诊断报告时需要参考的一个重要指标。很多器官在超声下都可以看到血流供应。因为器官的能量供应需要葡萄糖，而葡萄糖是由血流运输到身体的各个器官的，但是正常的淋巴结仅存在少量的血液供应，一般在超声下并不能观察到。

7. 异常血流信号有什么提示意义

正常淋巴结的超声影像表现为未见或可见散在的血流信号。但如果在淋巴结所引流的淋巴组织范围内出现了炎症，例如患者出现了结核、细菌感染等情况时，可以发现淋巴结中的血流信号丰富，血液流速较快。若肿大的淋巴结呈低回声的饱满圆形，边界不清晰，又伴有非常丰富的血流信号，那就要结合临床症状考虑是否存在恶性病变的可能性。

8. 脾脏的超声表现

脾脏是重要的淋巴器官，位于左上腹部。脾脏在肋间斜切面的角度呈现半月形，外侧缘呈弧形，内侧缘内陷，内陷的部位为脾门。脾包膜在超声下呈现光滑的细带状回声。脾脏的实质呈低回声，回声一般稍低于正常，分布均匀。脾淋巴瘤超声表现为脾实质内存在单个或者多个散在分布的低回声，或者混合回声结节，边界可以是不清晰的，结节也可以呈现不规则形态，部分可融合成分叶状，超声下的肿瘤结节呈蜂窝状，其间伴有高回声的条状分隔。

9. 超声提示脾脏增大一定是淋巴瘤侵及脾脏吗

脾脏增大的原因大致可以分为两种类型：一类是感染所致，急性感染可以由细菌或寄生虫导致，慢性感染见于慢性病毒性肝炎或梅毒等感染；另一类是非感染因素所致，包括白血病、溶血性贫血、多发性骨髓瘤、淋巴瘤等血液系统疾病导致的脾脏增大。因此，当超声检查提示存在脾脏增大时，需要明确脾脏增大的程度，追溯既往病史，结合这些指标综合判断脾脏增大的可能原因。

……………………………（四）区分淋巴瘤与淋巴结转移癌……………………………

1. 淋巴瘤与淋巴结转移癌是一回事吗

淋巴瘤和淋巴结转移癌都表现为浅表淋巴结的增大，比如颈部、锁骨上或者腋下淋巴结肿大，触摸起来质地较韧或者不易推动，与周围组织粘连。但是两者并不是一回事。淋巴瘤和淋巴结转移癌虽然均表现为淋巴结的肿大，但是其恶性细胞的起源组织并不相同。淋巴瘤是淋巴细胞恶变导致的淋巴结增大，淋巴结转移癌是指癌症的恶性肿瘤细胞沿着淋巴管转移到淋巴结导致的淋巴结增大。淋巴瘤主要表现为淋巴结的无痛性、进行性肿大，可伴有肝脏和脾脏的增大，全身的各个淋巴组织或器官均有可能累及。淋巴结转移癌常发生于特定部位的淋

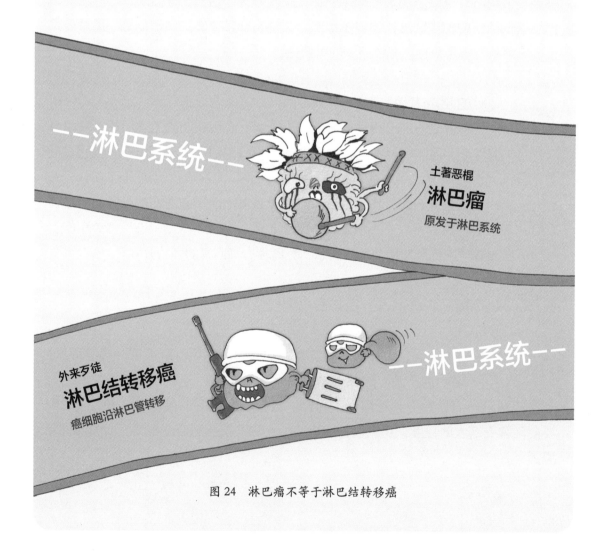

图 24　淋巴瘤不等于淋巴结转移癌

巴结，而且是逐个淋巴结转移，很少发生跳跃式的转移，如胃癌常表现为左侧锁骨上淋巴结的转移，而食管癌常表现为颈部淋巴结的转移，乳腺癌常表现为腋下淋巴结或胸前淋巴结的转移。

2. 都有哪些肿瘤容易发生淋巴结转移

各种恶性肿瘤发展到晚期，癌细胞会沿着淋巴液引流到相应区域的淋巴结，发生淋巴转移，从而引起相应区域的淋巴结肿大。例如乳腺癌一般先累及腋下淋巴结，随后可累及锁骨上淋巴结、胸骨旁淋巴结、胸部淋巴结；晚期食管癌可以有锁骨上淋巴结的转移；晚期胃癌可以有左侧锁骨上淋巴结的转移。此外，肺癌、肾癌、胸腺肿瘤、妇科肿瘤等恶性肿瘤也可以发生淋巴结的远处转移。

3. 恶性肿瘤的淋巴结转移具有什么特点

恶性肿瘤的淋巴结转移具有自身的特点：①恶性肿瘤细胞沿着淋巴管进行远处转移，导致局部淋巴结肿大；②恶性肿瘤的淋巴结转移是逐个转移的，是沿着淋巴管道逐个淋巴结由近及远的转移，很少有跨越式、跳跃式的转移；③不同恶性肿瘤，有其常见的转移部位。

4. 原来得过其他癌症，定期随访期间发现小的淋巴结，是发生淋巴瘤了吗

患者既往曾经罹患过其他的恶性肿瘤，在定期随访、评估疗效的过程中发现了小的肿大的淋巴结，特别是在那些与原来肿瘤的淋巴引流区域重叠的区域新长出来的小淋巴结，首先要判断这个淋巴结的性质，要警惕是不是原有的肿瘤出现了复发转移，而不是纠结于是否新患上了淋巴瘤。

5. 会存在其他癌症和淋巴瘤并存的情况吗

部分患者会存在其他癌症和淋巴瘤并存的情况，医学上称之为"双重癌"。如果淋巴瘤患者在治疗期间，多数病灶都在缩小，然而有少数的病灶体积大小不变，甚至病灶体积部分增大，这时候就需要警惕是不是存在双重癌。

6. **淋巴瘤治疗后还会得其他的肿瘤吗**

淋巴瘤的患者治疗达到缓解后，需要定期进行复查，一方面是针对淋巴瘤病情进行监测，另一方面是可以及早发现继发的其他肿瘤。即便是淋巴瘤患者的病情得到有效控制之后，仍存在发生其他癌症的风险，并不能疏忽大意。

（冷馨　梅迪）

五、淋巴瘤的诊断

当我们发现身体出了状况后，最直接的就会想到三个问题：我得了什么病？这病能治吗？这病怎么治？这当中，首先要解决的问题就是明确身体是否真的生了病，而明确这个问题的过程就是疾病的诊断。

淋巴瘤的诊断包含病理诊断和临床分期两部分：病理诊断是淋巴瘤诊断的"金标准"，决定后续的治疗方向；临床分期可以全面了解治疗前身体中肿瘤的多少和分布，即了解肿瘤负荷和侵犯部位，这些情况有助于医生更好地把握治疗用药节奏及判断疾病预后。淋巴瘤的诊断是一切治疗的基础，需要于全部治疗开始前完成，切不可因为急于开始治疗而错失最佳诊断时机。

（一）活检

1. 什么是活检

活检，也称为活组织检查，就是从身体上怀疑有病变的部位切取少量组织直接进行检查。当患者发现身体无缘无故出现一个肿大的包块时，医生往往会通过"摸一摸""照一照""查一查"三步走来判断包块的性质。

（1）"摸一摸"：指的是临床查体，通过查体检查包块的大小、质地、有无红肿和疼痛，来初步判断这是个"友好"的包块还是个"不好"的包块。当判断它比较友好时，往往会建议观察，若包块自行缩小、症状逐渐消失，那就不用再担心了。但当医生判断它不太"友好"，或者拿不定主意的时候，就会建议患者去"照一照"。

（2）"照一照"：指的是影像学检查，通过超声或CT等检查，借助机器进一步判断包块性质。

（3）"查一查"：指的就是活检。如果"照一照"看到的结果提示这个包块没有太多不友好的表现，那医生会建议患者密切观察，也就是说现在虽然没有给包块定罪，但还是要随时监控它的表现，一旦出现更多不友好的举动（比如快速增大）就要立即逮捕、进一步检查。当"照一照"的结果也提示病变性质不清楚或倾向于恶性病变时，医生就会建议患者进行活检，把包块切下来或者穿刺获得标本，直观地"查一查"。

由上可知，相比医生的查体或者超声、CT 等影像学检查手段，活检是获取病变特征的终极手段，活检后的标本经过病理医师检查分析而得出的病理诊断也被称为肿瘤诊断的"金标准"。

2. 活检的目的是什么

活检最主要的目的就是明确诊断，即通过手术或穿刺对组织的良恶性进行鉴别、对肿瘤来源进行鉴别。病理医生在显微镜下通过观察组织中细胞的"长相""穿衣打扮"，以及与周围细胞的关系等，来判断组织的性质和来源。

肿瘤的病理性质大致可分为良性、恶性、交界性三类。

（1）良性肿瘤：虽然是肿瘤，但比较友好，其往往只是在局限的范围内像吹气球一样增多增大，挤压周围的组织但并不向其中穿插浸润。其对身体的危害较小，容易彻底切除，不容易发生转移，也不容易复发。

（2）恶性肿瘤：根据组织起源不同，恶性肿瘤也被称为癌或者肉瘤。所以"肿瘤"的字眼提示可能是良性的，也可能是恶性的，但是看到"癌"或者"肉瘤"，那就提示我们这一定是个恶性的肿瘤了。恶性肿瘤与良性肿瘤最大的区别就是恶性肿瘤可以向周围组织穿插浸润，也可以向远处组织转移扩散。这当中，淋巴瘤虽然称为"瘤"，但其本质是起源于淋巴造血系统的恶性肿瘤，因此所有"淋巴瘤"都是恶性肿瘤。

（3）交界性肿瘤：介于良性与恶性之间的肿瘤。有些肿瘤是可以从良性病变发展为恶性病变的，这中间没有绝对的界限，对这部分肿瘤的治疗需要依据临床表现和肿瘤来源，由临床医生做出进一步的判断。

肿瘤的来源可以是身体中除了毛发外的任意组织，例如消化道、肺、肝、皮肤等。而来到淋巴瘤科门诊的患者，淋巴结活检最常见的结果是淋巴组织炎性增生、淋巴结结核、转移癌及淋巴瘤，不同的结果指向了不同的治疗方法。除此之外，活检后的病理结果还兼具区别具体疾病分型、判断预后、提供治疗方向的重任。这些内容我们会在后面"病理检查"中做具体介绍。

3. 活检是如何进行的

活检的组织可大可小，大者可以是病灶的完整切除组织，小者可以是 1mm 粗、2cm 长的组织。依据获得的活检组织由多到少，活检方式可分为以下四种：

（1）切除活检：通过手术方法将整个病灶全部切除获得病变组织。

（2）切取活检：通过手术方法切取病灶中的部分组织获得病变组织。

（3）钳夹活检：通过内镜并以活检钳夹取获得病变组织，例如胃镜/肠镜下活检、支气管镜下活检等。

（4）空芯针穿刺活检：俗称"粗针穿刺活检"，通过将带有针芯的穿刺针穿入病灶中抽取获得病变组织。

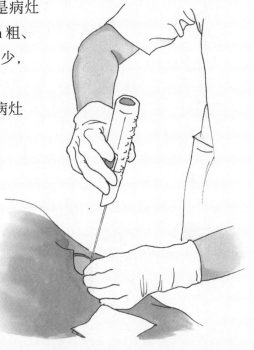

图 25　淋巴结穿刺活检

上面几种方式获得的病变组织都具有完整的组织结构，可以用于组织病理诊断。留取的组织越大，可供病理科医生检查和判断的材料越充足，获得的病理诊断越准确。临床上还有一种活检方式称为针吸活检，也称细针穿刺活检。这种方式虽然与粗针穿刺活检一字之差，但是得到的组织情况完全不同。针吸活检用的针很细，活检后得到的只是病变组织中的一些细胞，不能得到具有完整组织结构的病变组织。而由于淋巴瘤的诊断十分复杂，仅仅通过这些细胞很难得到准确的诊断。因此对于怀疑淋巴瘤的病变活检，至少需要选择粗针穿刺这一种活检方式以尽可能多地获取病变组织。

4. 医生建议做活检，我很害怕，不知道该怎么选择

上面一个问题中我们介绍了很多种活检形式。那新的问题由此而来：有的患者可以自行触及多个肿块，应该怎么办，都要切下来"查一查"吗？在这么多的活检方式中，采用哪种方式才是最适合自己的呢？具体到淋巴瘤患者活检的选择，医生重点考虑下面几个问题：

（1）命中率：活检首选恶性可能性最高的病变组织。医生可以通过临床表

现、查体、影像学检查做出综合判断。例如近期生长很快的、摸起来质地很硬的、PET/CT 下代谢值很高的淋巴结会是医生们的首选。

（2）可行性：活检还要考虑操作的可行性。以淋巴结为例，有些淋巴结就在身体的浅表部位，例如颈部、大腿根等，触手可及，这些病灶无论用切除活检还是穿刺活检都比较容易获得；而有些淋巴结在身体的深部，例如在肺门或者腹腔大血管后，这些病灶即使以开刀手术的方式都不易获得，只能尝试超声或 CT 引导下穿刺活检。

（3）创伤性：活检方式的选择，也是一个权衡博弈的过程。从增加病理诊断的准确性角度讲，获得越多的组织越好，因此切除活检获得的病变组织肯定比粗针穿刺活检获得的病变组织有优势。从患者需要承受的损伤角度讲，深部病灶切除 / 切取活检 > 浅表病灶切除 / 切取活检 > 粗针穿刺活检 / 钳夹活检。伤口越大，恢复时间越长，还可能影响后续治疗。在这点上，穿刺或钳夹活检比起切取活检又具有明显的优势。

如果医生最怀疑的病灶刚好就在身体的浅表部位，那毫无疑问，切取活检会是最佳选择；如果医生最怀疑的病灶在身体的深部，粗针穿刺活检又可及，那么考虑到创伤性，粗针穿刺优先于切取活检；如果医生最怀疑的病灶在身体深部，但很不幸粗针穿刺无法获得，或者粗针穿刺得到的病理组织较少、不能满足病理诊断的需要，那患者也只能选择切取活检了。当然在现实生活中会遇到各种不尽如人意的情况，可能难以完美实现高命中率、高可行性及低创伤性，这时候就需要医生与患者共同商议达成一致。

5. 活检会不会刺激肿瘤增大，穿刺活检是不是一定会造成肿瘤的转移

提到活检，很多人的第一反应不是怕疼，而是担心活检会刺激肿瘤增大或发生转移。要知道，恶性肿瘤之所以称作"恶性"，就是因为它具有很强的自我增殖的能力，在进行有效治疗之前，它一定会想方设法地增多增大、全身游走。因此，与其说是活检刺激了肿瘤的增大，不如说只要不去消灭它，它就一定会增大，活检可不能替肿瘤背这个"锅"。而关于穿刺活检后肿瘤转移的问题，随着活检技术的不断提高，这一问题发生的概率已经被尽可能地降低。现今的活检器材就像一支圆珠笔一样，穿刺过程中医生将"笔头"穿刺入体贴近肿瘤表面，在体外按下开关，"笔芯"就可以快速穿刺进入肿瘤内部取到肿瘤组织，然后快速收回进"笔杆"内，将"笔杆"退出身体后，会在体外打开"笔杆"、取出

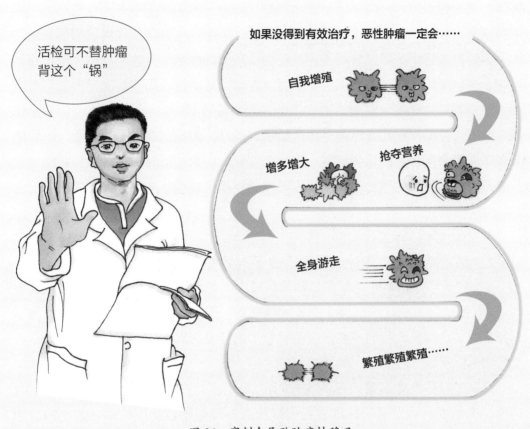

图 26　穿刺会导致肿瘤转移吗

活检组织送检。整个过程中，"笔杆"都没有接触到肿瘤内部，也就大大降低了肿瘤转移的可能。

6. 为什么有时包块很大，明明穿刺了好几针，最后却说标本不够不能诊断

这个问题是穿刺活检中一个比较常见的令人沮丧的问题。出现这个情况，我们需要从两方面来找找原因。一方面，肿瘤本身的异质性决定了穿刺直接命中目标存在难度。医生常说肿瘤具有"异质性"，这个意思就是说身体里不同地方的肿瘤的性质可能会有细微的差别。例如一个大包块中一部分组织已经完全恶变，相邻的另一部分组织还处于正常或良恶交界状态，穿刺刚好穿到了大量正常的组织和非常少量的异常细胞，病理医生就会提示建议再次活检。而在生长极其迅速的肿瘤内部还可能会出现出血坏死，这也能导致肿瘤的不均质。比如一个包块中

外部一圈是肿瘤组织、内部只是液体或坏死细胞，穿刺组织中有大量的坏死组织不易诊断，病理医生也会提示建议再次活检。医生们还发现，在淋巴瘤的案例中如果穿刺前应用小剂量激素或者化疗药物会造成肿瘤细胞形态不典型，增加诊断难度，这也可能导致需要再次活检。另一方面，穿刺技术仍无法满足所有高难度部位穿刺需要。现在的穿刺活检大多都在超声或者CT引导下进行，在影像学仪器观测下进行操作已经大大提高了活检的准确性。但是当遇到包块较小、包块隐藏在肠道或者血管后面等情况时，穿刺难度就会增大，可能出现无法穿刺或穿刺后组织不能满足诊断需要的问题，这时就需要找寻其他活检目标或者更换活检方式来再次活检了。

7. 活检结束了，为什么需要这么多天才能拿到报告，能快一点吗

等待活检结果的过程很是煎熬，每个人都希望能尽早拿到报告，但初步的病理报告往往需要5~7天才能拿到，无法加急，这是为什么呢？为了解释清楚这个问题，我们需要详细了解一下病灶组织离开身体后都经历了什么以及病理报告是如何得到的。

首先，标本离体后需要尽快放进固定液中充分固定，避免组织自溶。其次，病理医生需要对固定后的标本进行肉眼检查并按照规范切取成适合大小的组织块。由于人体组织大多软而疏松，无法切成几微米薄片供显微镜下观察。这时就需要一些支持物质浸入到组织块内起到支撑的作用以便于切片。组织块经脱水→透明→浸蜡→包埋等一系列程序后就做成了可以方便切取的石蜡标本，也叫"蜡块"。制作蜡块的过程大约需要两天。从蜡块上切下薄薄的一层（通常是4~6μm）贴附到玻片上经过烘烤定型后，就得到我们常说的"白片"。经过一系列的处理和苏木精-伊红染色后，切片上原本无色/白色的组织变成紫红色，就得到"HE染色片"。这个过程最快需要一天。拿到HE染色片后，病理科医生才能正式开始他们的探秘之路，找寻组织和细胞中的异常线索，做出初步的判断，这个过程大约需要2~3天。而很多时候，为了进一步验证医生的想法，还需要通过免疫组织化学染色、荧光原位杂交、克隆性分析、分子遗传学检测等手段进一步明确诊断。每增加一个检测方法，都可能距离真相更近一步，却也需要花费更多的时间。这也就是为何一份字数并不多的病理报告却需要花费如此长时间的原因。

（二）病理检查

1. 病理报告能告诉我们什么

病理报告是由病理专科医生出具的对送检组织的诊断结果。别看只有薄薄一张纸、数行字，每一个信息对于临床诊断及治疗都十分重要。临床医生可以从报告中获得下面这些信息：

（1）活检组织定性：即良恶性的鉴别。病理医生在显微镜下通过观察细胞的"长相""穿衣打扮"以及与周围细胞的关系等来判断病变性质，并对组织来源进行初步预判。

（2）得到恶性疾病的具体分型：在初步得到疾病诊断后，病理报告需要明确肿瘤的类型，比如是腺癌、鳞癌、还是淋巴造血系统肿瘤等，这个结果可以帮助临床医生更好地确认肿瘤来源。不同病理结果所指向的疾病治疗有着巨大差异。而对于像淋巴瘤这样复杂的肿瘤来说，仅仅诊断到淋巴造血系统肿瘤，甚至诊断到是 B 细胞来源肿瘤还是 T 细胞来源肿瘤，都是远远不够的。因为淋巴瘤的病理分型有近百种，每一种分型都有着自身的疾病特点、治疗方案和预后情况。不同分型间治疗上的微小差别有时会影响到"能否治愈"这样关键性的问题，不容小觑。

（3）提示预后：病理医生可以通过免疫组化、荧光原位杂交等手段识别肿瘤的特点，提示预后。例如 CD10、BCL6、MUM-1 这三个指标免疫组化结果的排列组合可以提示这例弥漫大 B 细胞淋巴瘤是生发中心来源还是非生发中心来源，不同来源的弥漫大 B 细胞淋巴瘤预后不尽相同；再比如，c-MYC、BCL6、BCL2 这三个指标的荧光原位杂交结果可以提示这例弥漫大 B 细胞淋巴瘤是否具有"双打击""三打击"特点，具备这个特点的病例侵袭性更强、预后更差。

（4）提示重要的治疗靶点：当今是精准治疗的时代，靶向治疗药物为很多患者提高了治愈率、延长了生存时间。病理在其中起到了重要的指引作用。例如，CD20 阳性 B 细胞淋巴瘤可以应用利妥昔单抗，ALK+ 系统间变大细胞淋巴瘤可以使用克唑替尼、CD19 阳性 B 细胞淋巴瘤可以进行以 CD19 为靶点的 CAR-T 细胞治疗等。

2. 病理诊断是如何完成的

病理诊断是一个由粗到细，不断抽丝剥茧找寻真相的过程。当病理医生拿到制备好的 HE 染色片后，他们会在显微镜下认真观察每一个细胞的长

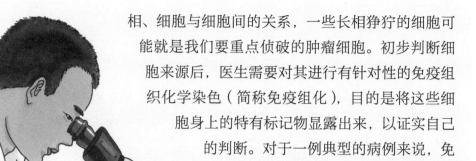

图27　病理检查

相、细胞与细胞间的关系，一些长相狰狞的细胞可能就是我们要重点侦破的肿瘤细胞。初步判断细胞来源后，医生需要对其进行有针对性的免疫组织化学染色（简称免疫组化），目的是将这些细胞身上的特有标记物显露出来，以证实自己的判断。对于一例典型的病例来说，免疫组化结果与医生的初步判断完美结合，诊断就此得出。而更多时候，肿瘤细胞长得可不像教科书画的那样标准，不是忽胖忽瘦、就是丢掉了某些典型标志，而肿瘤周围正常的细胞也可能受到肿瘤细胞影响而变得奇形怪状、混淆视听，这都加大了病理诊断的难度。这时就需要新技术、新方法（例如克隆性分析、分子遗传学检测等）来帮助医生们识破肿瘤细胞的伪装。一份病理报告除了结合上述检查结果外，还需要一级、二级、三级病理医生层层阅片，对于疑难病例还需全科会诊，最终才能签发报告。

3. 淋巴瘤病理诊断难在哪

淋巴瘤的病理诊断称得上是病理界的喜马拉雅。首先淋巴结作为身体的免疫器官，在身体受到细菌、病毒等攻击时就会做出反应，很容易呈现肿大、增殖的状态，很多时候这类炎性增生和恶性增殖不好鉴别。其次，淋巴瘤的病理亚型近百种，不同亚型指向不同的治疗，这就意味着病理诊断时需要将结果进一步精确到亚型。为了实现这个目的，一些新技术、新方法的应用在淋巴瘤诊断中必不可少。例如克隆性分析、分子遗传学检测等都是淋巴瘤诊断中常用的识破肿瘤细胞伪装的手段。这些分析方法可能会延长两三周的时间才能做出诊断，这就导致淋巴瘤的病理诊断可能比其他疾病要耗费更多的时间。再次，淋巴瘤异质性很强，病理科医生面对穿刺或钳夹组织标本常常面临管中窥豹、盲人摸象的困境。当病变无法诊断或诊断与临床表现严重不符时，往往需要再次活检，甚至反复活检，以求更多的组织带来更明确的诊断。最后，对于疑难病例，医生们可能会建议进行多家权威病理中心会诊，集思广益，共克难关。

4. 什么情况会造成病理诊断不明确，怎么才能避免这种情况的发生

在上一个问题中我们介绍了淋巴瘤病理诊断的困难之处，在临床实践中我们可以总结出一些经验教训，增加诊断成功率。

（1）活检取材：俗话说，巧妇难为无米之炊。病理标本的质与量是病理诊断的关键。在上文"活检"中我们介绍了多种活检模式和活检选择上的考量，总结成一句话就是：在创伤可接受的情况下尽可能选择最多获取病理组织的活检方式。

（2）标本制备：病灶组织需要经过层层制备才能变成可以诊断的标本。固定、脱水、包埋、切片等任何一步的差池都有可能导致病灶组织不能完整、真实地呈现出来。因此，推荐选择具备资质、病理制备经验丰富的医院完成病理取材和制备。

（3）病理诊断经验与技术：由于淋巴瘤发病率低、分类复杂，诊断主观性强，各级医院间检测水平差异大，一些区县级医院可能不具备将淋巴瘤诊断具体到亚型的能力。这时可以通过将病理送至更专业的医院进行病理会诊来明确诊断。

（4）肿瘤特有性质：肿瘤的发生发展可能会经历一个从不典型到典型的过程。如果一个阶段的多次活检均指向一个较为模糊的结果，那可能提示肿瘤就处于这样一个阶段，这个时候，需要根据病理结果和临床表现选择严密的观察或者先行治疗。如果治疗的结果与预期不相符，则需要在疾病复发进展时再次活检确认诊断，必要时修正治疗方案。

5. 什么情况下需要进行病理会诊，应做何准备

当病理诊断不精确、不同中心病理诊断结果不一致、病理诊断与临床表现或治疗预期不相符时，都需要进行进一步病理会诊。

（1）如何选择会诊中心：由于淋巴瘤发病率低、分类复杂，诊断专业性强，淋巴瘤的病理会诊需要选择淋巴瘤专科诊断经验更丰富的专家和具备淋巴瘤专科检测平台的医院进行，而非任意一家大型医院即可。目前很多医院都已开展病理远程会诊工作，即将制备好的病理标本通过高清设备扫描成图片发给专家会诊。但考虑到淋巴瘤诊断的复杂性，对扫描精度和后续检测水平要求较高，无论是精度的欠缺还是检测手段的不完备都有可能影响最终的诊断。因此远程会诊虽然快捷，但并不是所有淋巴瘤的病理会诊都可以通过远程会诊完成，还需要具体问题具体分析。

（2）患者及家属需要准备的材料：①全部染色片：包括 HE 染色片和免疫组化染色片。原诊断单位就是凭借这些染色片做出诊断，将染色片送至病理会诊中心可以减少会诊时的重复劳动。②白片 10~20 张或蜡块：在上文"活检"的第 7 个问题中我们已经介绍过，"白片"是从蜡块上切下薄薄的一层（通常是 4~6μm）组织贴附到玻片上经过烘烤定型得到的病理切片，因此白片和蜡块在病理会诊中起到相同的作用。当病理会诊医生遍阅全部染色片后依然对诊断存有疑虑时，便会以白片或蜡块进行进一步检测以提高病理诊断精度。③原单位病理报告：需保证病理标本编号与病理报告一致。集齐上面三部分资料就可以到拟会诊医院开具病理会诊申请单，递送病理会诊材料了。

6. 颈部淋巴结肿大，病理诊断是腺癌，为什么不能看淋巴瘤科

肿瘤的治疗要以病理为基础。病理诊断地位如此之高，就是因为不同病理诊断决定了不同的治疗策略。例如，小王、小李、小张三个人得了看

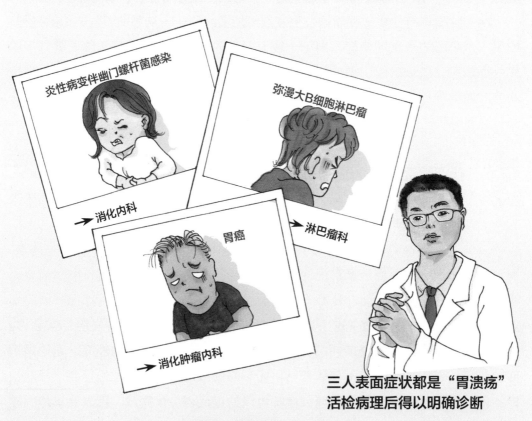

图 28　病理诊断的重要性

起来一样的"胃溃疡",三人都进行了胃镜检查并取了活检组织:小王的病理诊断是炎性病变伴幽门螺杆菌感染,那他需要看消化内科,需要接受根除幽门螺杆菌的抗感染治疗和保护胃黏膜治疗;小李的病理诊断是胃癌,那他需要看消化肿瘤内科,按照胃癌的治疗策略评估是做根治性手术还是进行姑息性化疗;小张的病理诊断是弥漫大 B 细胞淋巴瘤,那他需要就诊淋巴瘤科,进行的是全身化疗联合靶向治疗,而非手术治疗。可见,"同病"并非"同治"。淋巴结肿大也一样,如果病理诊断是结核,那需要去结核病专科医院接受抗结核治疗;如果病理诊断是淋巴瘤,无论具体为哪一亚型,都需要到淋巴瘤科就诊进行后续治疗;如果病理诊断是腺癌,则需进一步追根溯源,如果是胃来源的腺癌需要就诊于消化肿瘤科,如果是肺来源的腺癌需要就诊于胸部肿瘤科。不同来源的肿瘤治疗方式截然不同,用治淋巴瘤的方法去治疗胃癌或肺癌的淋巴结转移是有害无益的。

7. 淋巴瘤的病理亚型大体分为哪几类,预后如何

淋巴瘤的病理亚型首先分为霍奇金淋巴瘤和非霍奇金淋巴瘤两大类。霍奇金淋巴瘤约占淋巴瘤发病率的 10%,好发于青年和中老年,预后较好,治愈率能达到 80%。非霍奇金淋巴瘤进一步分为淋巴母细胞淋巴瘤 / 白血病、成熟 B 细胞淋巴瘤以及成熟 T/NK 细胞淋巴瘤,在此三类之下还能进一步分为众多亚型。将非霍奇金淋巴瘤以侵袭程度划分,可分为高侵袭性、侵袭性及惰性。高侵袭性的代表亚型是淋巴母细胞淋巴瘤 / 白血病及伯基特淋巴瘤,其特点是肿瘤增长极其迅速,需要强化疗、足周期、短平快地压制住肿瘤生长,治疗有效可以彻底治愈,一旦复发却会威胁生命。侵袭性淋巴瘤占据了淋巴瘤亚型的很大一部分,像患病率最高的弥漫大 B 细胞淋巴瘤和绝大部分成熟 T/NK 细胞淋巴瘤都属于侵袭性淋巴瘤。这类淋巴瘤一旦发现需要立即开始治疗,不同亚型预后有很大差异,有些类型可以彻底治愈。惰性淋巴瘤指的是一类生长较为缓慢的淋巴瘤,例如滤泡性淋巴瘤、边缘带 B 细胞淋巴瘤以及部分皮肤起病的 T 细胞淋巴瘤。这类淋巴瘤的特点是肿瘤生长缓慢,起病隐匿或早期病变不典型,对化疗药的反应不如侵袭性淋巴瘤敏感,不能治愈。因此对这类淋巴瘤的治疗策略有些类似高血压、糖尿病这种慢性病的治疗策略,需要全程管理,也就是接受它将与我们长期伴随的事实,但需要监控它的生长。当它的存在对身体不构成威胁时不予干预,当它明显增大、短期内快速生长或对身体产生一些不适时则要果断出击,打压下它的增长势头。

1. 淋巴瘤常用的实验室检查都有哪些项目

实验室检查指的是将血、尿、便等送到实验室进行检测，就是通常所说的抽血、留尿便。检查的目的是全面了解身体情况及脏器功能，有了这些结果医生才能更好地评估患者的耐受性、治疗风险，以及更好地为患者制订后续的治疗方案。常用的实验室检查包括：血常规、尿常规、便常规、生化全项（特别关注 β2 微球蛋白及乳酸脱氢酶）、凝血功能、血沉、感染筛查（包含乙型肝炎病毒抗原 / 抗体五项、丙型肝炎病毒抗体、人类免疫缺陷病毒抗原 / 抗体、梅毒特异性抗体）、血型等。在下面的问题中会向大家分别介绍这些检查的意义。

2. 什么叫血常规，重点关注哪些指标

血常规是最基础的实验室检查之一，平时有头疼脑热、拉肚子，去医院检查最常做的就是血常规。血常规中最重要的三个指标是白细胞、血红蛋白和血小板。

（1）白细胞：白细胞是身体的护卫，当病菌入侵身体时，它会果断出击，聚集到病菌侵犯的部位，把它们消灭掉。白细胞还可以细分为中性粒细胞、淋巴细胞、单核细胞、嗜酸性粒细胞、嗜碱性粒细胞，而这几类细胞中在为身体保驾护航时起最重要作用的是中性粒细胞和淋巴细胞。因此当白细胞、中性粒细胞和淋巴细胞的绝对值相对正常时身体的免疫功能就相对正常。当这些细胞的绝对值明显下降或异常升高（例如患淋巴细胞白血病时淋巴细胞绝对值升高，但升高的都是肿瘤性的淋巴细胞，同理，患粒细胞白血病时白细胞升高，但升高的也都是肿瘤性的细胞）时，细胞功能减退或没有正常功能，不能发挥保护身体的作用。

（2）血红蛋白：血红蛋白就是我们常说的"血色素"，指的是身体是否贫血。血红蛋白在身体里起到"运输氧气和二氧化碳"的重要作用。它帮助人体把从肺吸进来的氧气供应到全身、再把身体产生的二氧化碳排出到体外。因此，贫血严重的患者可能会出现各个系统的不舒服，例如头晕、乏力、心慌、食欲下降等，严重还会造成心脏的损害或者神经的损害。

（3）血小板：血小板类似于身体里的"救援队"。当身体出现伤口时，血小板会第一时间冲上去，像铸造堤坝一样用自己堵住缺口，同时召集血液中的其他凝血物质进一步将"堤坝"夯实。因此，当血小板减少或失去正常功能时会造成身

体"血流不止"。轻者造成皮肤上出现一些紫色瘀斑，重者有可能造成重要脏器的出血，例如消化道出血或脑出血。

3. 血常规指标不合格为什么不能化疗

从上一个问题的解答中我们可以看到，血常规中的白细胞、血红蛋白、血小板在维持身体正常运转中发挥着重要作用。使用化疗，目的是消灭身体里的肿瘤细胞，但难以避免地也会对身体中的血细胞造成一定损伤。如果血常规正常，即使化疗造成一些损伤，身体也能扛过去。但如果血常规原本就有异常，已经处于濒临罢工的状态，这时候再做化疗，可能就会彻底击溃血细胞对身体的保护作用，感染、出血、身体虚弱等各种不良反应就会扑面而来。这就是血常规指标不合格不能化疗的最重要的原因。但在这些原因中，也会有个特例：当血常规指标的异常是由肿瘤导致的时候，医生往往会选择更积极的抗肿瘤治疗。因为这时如果不进行抗肿瘤治疗，血常规的异常只会进一步恶化，不可能缓解。而如果选择积极的抗肿瘤治疗，当治疗有效时，血细胞有可能逐渐恢复正常的数量和功能，身体情况反而更好。

4. 什么叫做生化检查，重点关注哪些指标

生化检查，主要用来评估身体脏器功能，主要包括肝功能、肾功能、电解质水平、血糖、血脂。不同医院生化检查包括的项目可能略有差异，生化检查的具体名称也会各有不同，但检查的内容都是相似的。

（1）肝功能：主要包括谷丙转氨酶（ALT）、谷草转氨酶（AST）、碱性磷酸酶（ALP）、谷氨酰胺转移酶（GGT）、总蛋白、总胆红素、直接胆红素、间接胆红素。这些指标的综合水平可以提示肝脏的功能。

（2）肾功能：主要包括血肌酐、尿素氮、尿酸。血肌酐是反映肾功能最重要的指标，尿酸及尿素氮的变化能协助医生判断肌酐异常的原因或身体的营养状况。

（3）电解质水平：主要包括钾、钠、氯、钙、磷、镁。电解质水平是维持身体正常运转的重要因素，它们主要受到饮食和排泄两方面的影响。无论是吃不好，还是肾功能不好排不出去，电解质水平都会出现异常。

（4）血糖、血脂：血糖和血脂都是身体的代谢指标，主要反映的是身体的营养状况。在抗肿瘤治疗的过程中，肿瘤医生对血糖和血脂的要求不像内分泌科医生或者心血管医生对指标的要求那么严格。但是如果患者本身就患有糖尿病、心

脑血管疾病，或者在应用一些特殊药物治疗时（例如培门冬酶注射液），医生会额外关注患者的血糖、血脂有没有在药物作用下出现显著的异常，若有，则需要积极的干预。

5. 转氨酶有点高，能化疗吗

日常生活中提到的"转氨酶"其实指的是肝功能中的谷丙转氨酶和谷草转氨酶这两项，这两个指标主要反映了肝细胞受损情况。转氨酶升高的原因有很多，例如肥胖、饮酒、吃一些对肝脏有损伤的药物或保健品、肿瘤侵犯肝脏等。化疗后出现转氨酶的波动很常见，就是我们常说的"肝损伤"。在转氨酶升高时评估能否化疗主要看两方面的情况：转氨酶升高的原因以及转氨酶升高的程度。如果转氨酶升高明确与化疗药物相关，要看升高的程度，如果离正常范围不远，那还是可以在保肝治疗和密切观察下继续化疗的。如果转氨酶升高明确与肿瘤浸润相关，那要更加积极地化疗，因为随治疗有效肝损伤可能会改善。如果转氨酶升高怀疑与其他因素相关，那需要先排除这些因素的干扰，再酌情决定是否继续化疗。

6. 肌酐有点高，能化疗吗

肌酐是肾功能的重要指标，而肾脏又是身体重要的清除毒素的脏器。肌酐升高提示可能出现了肾损伤。面对肌酐升高，医生的处理原则和面对转氨酶升高的处理原则类似：寻找肌酐升高的原因以及评估肌酐升高的程度。如果是肿瘤导致的近期肌酐增高，在治疗有效的情况下肾功能会有所改善；对于合并有肾脏疾病导致肌酐升高的患者，最好能请专科医生会诊协助治疗，同时有一些化疗药物需要根据肾功能损伤情况给予减量或者避免使用。整体来说，化疗药物导致的肾损伤不像肝损伤那样常见，但有一些特殊的药物（例如大剂量甲氨蝶呤或顺铂）使用后一旦出现肾功能的异常可能短时间难以恢复，甚至危及生命。并且化疗用药过程中和化疗间期都需要密切监测肌酐的变化，个体化分析肌酐升高的原因，制订不同的治疗计划。

7. 乳酸脱氢酶是淋巴瘤特有的肿瘤标志物吗

乳酸脱氢酶是人身体代谢所需重要的氧化还原酶。它共有 5 个亚型，各个亚型所占比例在心脏、肝脏、肌肉、血红蛋白等脏器中不尽相同。而生化检查常规检测的是这 5 个亚型的总和，因此无法精准判定升高的乳酸脱氢酶具体来源于哪个器官。在淋巴瘤中，乳酸脱氢酶确实与肿瘤负荷或肿瘤增长速度密切相关，乳酸脱氢酶升高也被当作一个预后不良的因素。如果治疗有效，乳酸脱氢酶往往会逐渐下降至正常。但正如上面所说，影响乳酸脱氢酶的因素众多，在仅有乳酸脱氢酶升高、其他影像学等各种检查都没有问题的情况下，患者也不必紧张，定期复查随访即可。

8. β2 微球蛋白是什么，对淋巴瘤的诊断有什么意义

β2 微球蛋白是人体内分泌的一种小分子量蛋白质，正常情况下人体内 β2 微球蛋白合成和清除速度相对固定，因此体内 β2 微球蛋白会保持在相对稳定的水平。在淋巴瘤、淋巴细胞白血病、骨髓瘤等血液系统肿瘤中，β2 微球蛋白的合成会增加，因此医生会把这个指标当作评估肿瘤负荷或缓解程度的一个参考指标。但同时当肾脏功能受损时，β2 微球蛋白排泄受阻，相应地在血液中浓度就会升高。除此以外，一些自身免疫性疾病、药物使用等也是导致 β2 微球蛋白升高的原因。因此医生也不会因为单一指标异常就确诊淋巴瘤或怀疑淋巴瘤病情恶化。

9. 血沉是什么，为什么淋巴瘤的患者血沉快

血沉，全称叫红细胞沉降率（erythrocyte sedimentation rate，ESR），指的是红细胞在血中下沉的速度。血沉快慢主要受到血中蛋白的数量和种类影响。血沉增快最常见的原因是感染（例如活动性结核）、风湿免疫系统疾病活动期、恶性肿瘤等。相较于乳酸脱氢酶和 β2 微球蛋白，血沉被非肿瘤因素影响的概率更大一些。因此，虽然治疗前及治疗过程中医生会监测血沉的动态变化，但不会因为单一指标异常就确诊淋巴瘤或怀疑淋巴瘤病情恶化。

10. 什么是感染筛查

感染筛查指的是乙型肝炎、丙型肝炎、人类免疫缺陷病毒、梅毒相关抗原 / 抗体检测，其中完成的乙型肝炎相关抗原抗体检测共有 5 项，所以有些医院也称感染筛查为"感筛八项"。总的来说，感染筛查提示的是身体中是否存在这些活动性感染，如果存在，化疗时机及方案的选择会受到影响。

（1）乙型肝炎病毒抗原 / 抗体五项：提示是否现在患有或既往感染乙型肝炎，

若结果提示可能有问题时，需要进一步进行乙肝病毒 DNA 的检查，也叫"HBV-DNA"。这个结果能够更准确地判断身体里是否存在乙肝病毒复制。在淋巴瘤治疗过程中，一些药物可能会让乙肝病毒复制更加活跃，例如从没有复制变成有复制状态，或从低复制水平变成高复制水平。所以对于具有高危因素的患者，在治疗前和治疗过程中检测 HBV-DNA 是很重要的。

（2）丙型肝炎病毒抗体：提示是否存在丙型肝炎病毒感染。丙肝的感染可以治愈，治愈后抗体检查依然提示阳性。因此当丙型肝炎病毒抗体阳性时，需要检测丙肝病毒 RNA（HCV-RNA）才可以确认是否存在活动性的丙型肝炎。若 HCV-RNA 阴性，则处于丙肝治愈状态，抗淋巴瘤治疗中不需要额外处理，定期复查 HCV-RNA 即可；若 HCV-RNA 阳性，提示存在活动性的丙型肝炎，抗淋巴瘤治疗需要同步抗丙型肝炎病毒治疗，并严密监测肝炎病毒的活性和肝脏功能。

（3）人类免疫缺陷病毒抗原/抗体：提示是否存在人类免疫缺陷病毒的感染。艾滋病患者是淋巴瘤的高危人群，若淋巴瘤合并有人类免疫缺陷病毒感染下，抗肿瘤治疗更易合并严重感染，需要高度关注。

（4）梅毒特异性抗体：提示是否存在梅毒感染。这个指标存在部分假阳性可能，若结果为阳性，可通过进一步的快速血浆反应素（RPR）试验确认，若均为阳性，可以进一步进行滴度测定，确诊后开始抗梅毒的治疗。依据梅毒的治疗情况决定抗肿瘤治疗时机。

特别说明：存在上述感染的患者，请一定到专科医院就诊以期获得更好的治疗。在整体的淋巴瘤治疗过程中需要定期进行这些感染相关指标的监测。

（四）骨髓检查

1. 骨髓检查是怎么做的

首先医生会找患者谈骨髓穿刺术的目的及风险并签署知情同意书。此操作一般在换药室进行，医生和助手配合进行，其他人员回避。大致步骤如下：

（1）摆好穿刺姿势，对要穿刺的部位进行消毒，局部铺上无菌消毒巾。

（2）用麻药（利多卡因）对穿刺部位进行局部麻醉。

（3）操作者持骨髓穿刺针顺时针旋转旋入骨髓，待有突破感，抽取 0.2~0.3ml

骨髓液以备涂片、2~3ml 作流式检查；然后持活检针取得骨髓组织以进行病理检查。

（4）做完后盖上敷贴按压 20 分钟左右，3 天内保持伤口处干燥即可。此操作大约 10 分钟，在门诊及换药室即可完成。

2. 为什么要做骨髓穿刺

骨髓是制造血液细胞的主要工厂，血液细胞经一系列复杂制造加工后以不成熟的状态出厂，搭上货车（血管）被运送到各个部门逐渐发育成熟从而发挥不同功能作用。淋巴结就是众多部门中的一个。因此在确诊淋巴瘤后我们需要回到总部了解一下：总部本身是否有问题，是否受到我部门的累及，总部目前造血功能怎么样。而回到总部的办法就是做骨髓穿刺。

（1）总部本身是否有问题：某些血液病（如白血病、骨髓瘤、骨髓纤维化等）、特殊类型淋巴瘤（如淋巴母细胞淋巴瘤和弥漫小 B 淋巴细胞淋巴瘤），常伴有广泛骨髓侵犯，或者以骨髓起病为主。骨髓穿刺有助于医生明确诊断。

（2）是否受到我部门的累及：有助于医生判断肿瘤分期，指导制订正确的治疗方案。

（3）总部目前造血功能怎么样：可以了解骨髓造血功能。

3. 淋巴瘤患者什么时候需要做骨髓穿刺

（1）刚确诊淋巴瘤时需做骨髓穿刺明确是否受侵犯（基线）。

（2）同理，复发、进展时也需要重新穿刺。

（3）既往受累经过多周期治疗达到全身缓解时需再次穿刺明确骨髓是否也得到缓解，帮助医师对后续治疗作出临床判断。

（4）以骨髓起病的淋巴瘤 / 白血病患者，因没有可看到的病灶，需要定期做骨髓穿刺以监测复发。

（5）需要自体造血干细胞移植的患者，在采集干细胞前，需要做骨髓穿刺，以确保采集的造血干细胞不含有肿瘤成分。

4. 骨髓检查都需要做哪些项目

常规检查项目包括骨髓活检、骨髓涂片、骨髓免疫分型（流式细胞学，简称流式）。除此之外，在白血病中还需加做细胞化学染色、染色体和分子生物学检查，在贫血患者中加做铁染色。

（1）骨髓活检：用活检针取得的一块骨髓组织。

（2）骨髓涂片：抽取少量骨髓液薄薄地涂抹在玻片上制成涂片；骨髓活检、骨髓涂片都能反映骨髓细胞的增生程度，细胞成分、比例及形态变化。但前者比后者能更准确地反映骨髓增生程度，以及更早发现骨髓浸润，而后者能更好地反映细胞形态，两者联合可以提高诊断的准确性。

（3）骨髓免疫分型：淋巴瘤细胞在不同发育阶段表达不同抗原，利用已知抗体与抗原（疾病表达的）特异性结合原理，以确定疾病的来源。就好比钥匙和锁，每个细胞上带着无数长相相似却无法鉴别的锁，这时候医生用固定的钥匙去开锁，如果能打开，证明这个锁与这把钥匙匹配，而每把钥匙或者每一类钥匙都对应了一个疾病的来源，看到钥匙，医生就知道疾病来源于哪了。

（4）细胞化学染色：以细胞形态学为基础，利用化学反应染色的方法，协助血液病的诊断、鉴别诊断。如髓过氧化物酶染色（MPO）、糖原染色（PAS）、非特异性酯酶染色（NSE）、铁染色等。

（5）染色体和分子生物学检查：某些血液病常伴有染色体和基因改变，比如：白血病。

5. 骨髓穿刺会很痛吗，抽取骨髓对身体危害大吗

开始打麻药时会像我们打普通肌肉针时那样疼一下，但在后面操作过程中基本感觉不到疼痛，大多数人会感觉穿刺局部骨头会有酸胀感，偶有1~2秒的锐痛（抽取 2ml 骨髓液时）。操作完成后即可下床走路活动，不会影响正常生活，不会影响身体健康。

6. 骨髓检查多长时间能出结果，报告单怎么看

骨髓检查大约需要 7 个工作日出结果。骨髓检查的报告单较为复杂，一般情况下非专业人员很难看懂。它需要综合骨髓涂片、骨髓活检、流式以及外周血涂片等结果得出总结论。

（1）骨髓涂片报告特点：包括取材情况、骨髓的增生程度，各系比例、巨核细胞及血小板形态、有无异常病理细胞和寄生虫，化学染色结果，最后是诊断意见。正常骨髓涂片：淋巴细胞系占 20%，小儿可达 40%，大部分是成熟 B 细胞，其中原淋巴细胞及幼淋巴细胞比较罕见，分别在 0%~0.03% 及 0%~0.2%。

（2）骨髓活检：与骨髓涂片及外周血涂片有机结合、互相补充，有助于了解骨髓组织病理的全貌。骨髓活检有助于排除骨髓涂片中增生灶的影响，鉴别骨髓纤维化或骨髓增生极度活跃所致的"干抽""混血"造成的困难。还可以了解血细胞、脂肪细胞、骨小梁等结构，可弥补骨髓涂片无法发现的病理变化。

（3）骨髓流式：淋巴瘤细胞在不同发育阶段表达不同抗原，通过检测加入对应已知的抗体。这部分特别复杂，非专业人士很难看懂，只需要看结果就行了。

总之，在淋巴瘤患者，凡是骨髓涂片、活检及流式中任何一个显示有明确骨髓异常，表明骨髓侵犯。

7. 侵犯骨髓是否意味着晚期

在淋巴瘤中，骨髓侵犯仅代表病变的广泛程度，与患者预后并不呈正相关。比如惰性 B 细胞淋巴瘤常常伴有骨髓侵犯，但患者仍然长期生存；对于某些类型淋巴瘤，即使侵犯骨髓，但血象无异常，可能暂时还不需要治疗。因此，患者朋友们，即使侵犯骨髓，也不要恐慌、沮丧，疾病还有的治，说不定日子还长着呢。

8. PET/CT 能替代骨髓穿刺检查吗

很多患者朋友问做了 PET/CT 是不是就不用做骨髓穿刺活检了，其实不然，PET/CT 仅能代替霍奇金淋巴瘤及部分弥漫大 B 细胞淋巴瘤的骨髓活组织检查，但存在假阳性结果。因为 PET/CT 显示高能量摄取病灶，在结节病、感染及炎性反应等诸多良性疾病的结果上均可能显示假阳性。因此在临床工作中对绝大部分刚诊断淋巴瘤的患者，无论 PET/CT 结果如何还是需要常规进行骨髓检查的，即使是对霍奇金淋巴瘤及弥漫大 B 细胞淋巴瘤患者在某些情况下医生也会建议行骨髓穿刺检查。

9. 骨髓穿刺的禁忌证

骨髓穿刺对于那些穿刺后可能出血不止或者感染的患者是存在禁忌的。因此，骨髓穿刺主要的禁忌证是：严重出血倾向、血友病或凝血因子重度缺陷者，局部皮肤感染者，妊娠晚期的孕妇应慎重。

（五）脑脊液检查

1. **脑脊液检查是如何做的**

脑脊液是循环于脑和脊髓表面的一种无色透明液体。中枢神经系统任何部位发生感染、炎症、肿瘤等都可以引起脑脊液性状及成分改变。脑脊液标本一般是通过腰椎穿刺术获取的，那什么是腰椎穿刺术呢？首先医生会找患者谈腰椎穿刺术的风险并签署知情同意书。此操作一般在病床旁进行，医生和助手配合进行，其他人员回避。大致步骤如下：

（1）摆体位：配合医生摆好体位，通常侧卧位于硬板床上，使背部与床面垂直，头部尽量向胸前屈曲，双手抱膝紧贴腹部，使躯干尽可能弯曲呈弓形，似"虾米样"造型，目的是使腰椎后凸、椎间隙增宽，为后续进针留出足够的空间。

（2）定位：医生一般会选取腰3~4椎间隙作为穿刺点，定位就是在这个地方选某一点作为进针的位置。但定好位后，部分患者可能会因过度紧张等诸多原因出现身体晃动或者移位，使原定位点出现偏差，可能会导致穿刺失败。因此腰穿过程中尽量保持体位不动。

（3）局麻：医生会用注射器打一点点麻药，以便后面的穿刺更顺利舒适。

（4）穿刺：医生会用一个特别细的针进行穿刺，到达位置后，将针芯慢慢拔出，收集脑脊液标本进行常规、生化及细胞学检查，有些还需要进行流式检查，并测压力。高危患者可能会鞘内注射化疗药，最后拔针、盖清洁敷料。

（5）去枕平卧6小时，简单来说就是头不能离开床面，这6小时吃喝排泄都在床上，因此腰穿最好有陪床家属。

2. **腰穿后为什么要平卧6小时**

腰穿结束后，体位从侧卧位变为平卧位，同时医生会要求患者去掉枕头，目的是让头和脊柱持续保持在同一水平面上，避免引起低颅压头痛。之所以要去枕平卧，是因为腰穿时医生留取了2~5ml脑脊液，当脑脊液流失后，脊髓腔内的压力变小，此时颅内压高于脊髓腔内的压力。如果患者做完腰穿之后不平卧，随意走动，颅内压力的变化会引起剧烈头痛。脑脊液部分丢失后，在6小时之内，就会生成，使得脊髓腔和颅脑之间的脑脊液流动恢复到原来的状态，6小时之后，患者再起身，就不会出现上述提到的突然性头痛现象了。虽然随着研究的深入，腰穿后平卧6小时的必要性已经存在了一定的争议，但目前的操作规范还是推荐腰穿后平卧 6 小时的。因此，在做腰穿前先去小便，腰穿后最好有家属陪护，如没有陪护可自备尿不湿等生活用品。

3. 哪些淋巴瘤的患者需要脑脊液检查

在病房中，很多患者会问："为什么我俩一样的病，我需要做腰穿，他不需要？"这个问题相对来说比较专业，需要淋巴瘤专业医生去判断。具体分以下几种类型：

（1）高度侵袭性淋巴瘤：T/B 细胞淋巴母细胞淋巴瘤、伯基特淋巴瘤，它们继发中枢侵及发生率分别高达 30% 和 15%，因此腰穿检查的同时注入化疗药物预防中枢出现淋巴瘤浸润是非常必要的。

（2）侵袭性淋巴瘤：套母细胞淋巴瘤和某些具有高危因素的弥漫大 B 细胞淋巴瘤，因为它们继发中枢侵及概率大于 10%。

（3）中枢起病的淋巴瘤：原发中枢及继发中枢的淋巴瘤，即已侵及脑、脊髓、眼、脑神经、脑膜等的淋巴瘤。治疗前行腰穿脑脊液检查以明确是否存在脑膜受侵，脑脊液细胞学阴性者后续不再行腰穿鞘注，脑脊液细胞学阳性还需要腰穿鞘注并将腰穿结果作为评估治疗疗效的手段，直至脑脊液细胞学阴性。

4. 脑脊液检查都需要做哪些项目及有什么提示

在超市货架上我们会看到各式各样的饮料，我们可以把脑脊液想象成手中的"饮料"。会从"色香味"去评价它，在人人减肥的时代，还会着重看一下"能量"，甚至成分。

（1）一般性状检查

1）颜色：正常脑脊液为无色透明的。病理状态下脑脊液颜色可能发生变化，不同颜色反映一定的疾病。①红色：多见于出血，需鉴别是穿刺损伤性出血，还是脑室出血或蛛网膜下腔出血造成。前者可分别按序收集脑脊液于三管中，如果血色逐渐变清提示损伤所致；如果三管均为血性，则为脑室出血或蛛网膜下腔出血。②黄色：因脑脊液含有异常变性血红蛋白、胆红素或蛋白量异常增高。如陈旧性蛛网膜下腔出血，肿瘤或蛛网膜下腔粘连。③其他颜色：乳白色，多因白细胞增多所致，如化脓性脑膜炎。微绿色，多见于铜绿假单胞菌感染、肺炎链球菌等引起的脑膜炎等。常进食含大量胡萝卜素食物者可有高胡萝卜素血症，脑脊液可呈橘红色。急性重症肝炎，如急性肝萎缩时，脑脊液呈深黄色。

2）外观（透明度及凝块）：从外观上看，正常脑脊液外观无色、透明、久置不凝；如出现混浊，提示含有少量红细胞、白细胞、霉菌、肿瘤细胞；如出现尘埃状微混，提示细胞轻度增多，见于中枢神经系统急性感染早期；如呈毛玻璃状混浊，提示细胞中度增多，见于结核、霉菌性脑膜炎；呈脓状，提示细胞高度增多，见于各种化脓性脑膜炎。如出现凝块和薄膜，说明纤维蛋白比较多，常见于化脓性脑膜炎及结核性脑膜炎。

3）压力：腰椎穿刺后一般先做压力测定，正常成人卧位时脑脊液压力为80~180mmH$_2$O。如果超过200mmH$_2$O，说明颅内压高，常见于颅内各种炎症性病变（化脓性脑膜炎、结核性脑膜炎等）、非炎症性病变（脑肿瘤、脑出血等）、颅外病变（高血压、动脉硬化等）、其他病变（咳嗽、哭泣，低渗溶液的静脉注射等）。而在淋巴瘤患者中，颅压高提示脑部受侵犯的可能性大。

（2）脑脊液常规检查：正常脑脊液中无红细胞仅有少量白细胞，主要为淋巴细胞及单核细胞。在各种化脓性脑膜炎中，白细胞显著增加，以中性粒细胞为主；结核性脑膜炎早期可有中性粒细胞增高，慢性期为淋巴细胞及单核细胞增多；各种中枢神经系统病毒性感染、某些传染病（如百日咳、痢疾等）、半球或脑室内肿瘤等可有轻度单核细胞增多；脑寄生虫病则嗜酸性粒细胞增多。在中枢神经神经系统肿瘤中，细胞数可正常或稍高，以淋巴细胞为主。如果在脑脊液中找到白血病细胞，可诊断脑膜白血病。

（3）脑脊液生化：主要检测脑脊液中蛋白、葡萄糖和氯化物及酶学的含量。正常情况下，由于血脑屏障作用，脑脊液中蛋白含量很低，不到血浆蛋白含量的1%。病理情况下血脑屏障通透性增加，脑脊液中蛋白含量可增多，比如：脑膜炎、脑出血、药物中毒、脑部肿瘤等。脑脊液葡萄糖含量受血糖浓度、血脑屏障及脑脊液糖酵解速度等诸多因素影响。当肿瘤累及脑膜时可有不同程度糖减少。正常脑脊液中含有多种酶，患炎症、肿瘤等疾病时可使脑细胞的酶溢出，或因血脑屏障通透性增高使血清酶向脑脊液中转移，均可使酶增高，比如乳酸脱氢酶。

（4）脑脊液细菌学检查：脑脊液中见到脑膜炎双球菌、肺炎球菌、葡萄球菌、流行性感冒杆菌等提示各菌引起的化脓性脑膜炎，见到新型隐球菌等提示为霉菌性脑膜炎，抗酸染色后见到结核分枝杆菌，提示为结核性脑膜炎。

（5）脑脊液脱落细胞学：原发中枢神经系统淋巴瘤，累及脑脊髓或脑室周围，常引起脑脊液成分变化，或致瘤细胞脱落进入脑脊液，如果显微镜下查找到瘤细胞即可诊断，但阳性率不高。细胞学阳性可明确存在脑膜受侵，但阴性不能完全排除脑膜受侵的可能。

5. 腰穿会很痛吗，抽取脑脊液对身体伤害大吗

好好配合医生摆姿势，进针顺利的话，大部分患者感觉不到明显疼痛，只有开始打麻药时几秒钟的轻微疼痛。但如果进针不顺利，可能患者椎间隙比较窄、姿势不佳或者过于肥胖，可能需要多次进针，直至穿出脑脊液流出。在穿刺过程中，极少数患者可能会出现一过性触电感觉，这是因为在穿刺部位周围有一些神经，如果不小心碰到会出现上述反应，遇到此种情况请勿紧张心慌乱动，告诉医生自己感受，医生会调整进针方向，避开神经。总体说来，腰穿并不很痛，整个操作 20~30 分钟完成。同时抽取脑脊液对身体危害并不大，因为失去部分脑脊液后，身体会代偿性慢慢新生出来。

6. 脑脊液化验单上有些指标增高，能诊断中枢侵犯吗

脑脊液化验单上有些指标高，不一定代表中枢侵犯，还需要具体情况具体分析。如果脑脊液细胞学检查中发现淋巴瘤细胞或白血病细胞，那必是中枢侵犯；如果每次腰穿脑脊液某项指标都高（例如蛋白水平渐进升高），提示中枢侵犯可能性很大。在临床上，诊断中枢侵犯往往还需要结合患者临床症状（如头痛、头晕、呕吐、视野模糊/缺损、站立不稳、癫痫、瘫痪等神经精神症状）、影像学检查（脑 CT 或 MRI 发现颅脑占位病变、水肿带等）综合判断。总之中枢侵犯需要结合临床表现、影像学表现和脑脊液实验室检查结果综合判断。诊断原发中枢神经系统淋巴瘤的"金标准"还是用立体定向方法穿刺到病灶部位取出一块组织标本进行病理活检来明确诊断。

7. 腰穿鞘内注射化疗药的意义是什么

常用的腰穿化疗药物：阿糖胞苷、甲氨蝶呤、地塞米松，一般在做腰穿时注入蛛网膜下腔，使脑脊液中达到较高的药物浓度，从而消除或部分消除中枢中的淋巴肿瘤细胞。很多人问那为什么不能通过静脉输液将药物运送进去呢？其实人体内存在"血脑屏障"，血脑屏障像一个堤坝隔绝了血液和脑脊液之间的交通，其原本的意义在于保护大脑不被血液中的病菌所影响。但当中枢系统出现疾病时，药物反而不容易进去。因此在治疗中枢系统疾病时需要选择特异性

具有穿透血脑屏障能力的药物，或者采用腰穿鞘注的方式将药物输送进去，更好地发挥药物的疗效。

8. 腰穿禁忌证及操作后有哪些注意事项

腰穿主要的禁忌证：①穿刺部位的皮肤、皮下组织或脊柱有感染时，均不宜进行，因穿刺后可将感染带入中枢神经系统；②颅内占位性病变，特别是有严重颅高压增高或已经出现脑疝迹象者可引起脑疝；③高颈段脊髓肿物或脊髓外伤的急性期，可加重脊髓的受压，引起呼吸甚至心脏停止；④休克危重患者。术后的注意事项是需要去枕平卧 6 小时（详见本部分第 2 个问题的解答），同时三日内避免穿刺点沾水，以防污染。

（六）影像学检查

1. 什么是超声

超声检查是采用超声波检查的一种方式，无辐射，是常规查体和就医后医生常选的影像学初筛手段。在超声提示有异常情况的时候才会进一步安排其他的影像学检查。超声检查适用于观察浅表淋巴结（例如颈部、腋窝、腹股沟淋巴结）、甲状腺、乳腺、心脏及肝胆脾等多种器官。但对含气的器官无法很好地探查，如肺、胃肠等。如需要检查肝胆胰脾肾等脏器，需要空腹；如检查盆腔脏器，如子宫，需要憋尿。它具有无损伤、无痛苦、无辐射、实时、快捷、准确、方便的优势，属于非损伤性检查。

2. 什么是 X 线检查

X 线检查利用 X 线的特性，像照相／照镜子一样将人体内部结构在荧光屏上或 X 线片上显影，从而直接观察其解剖、生理、病理形态等改变，达到诊断疾病目的。

X 线检查的优势：检查步骤简单，就像照相一样，摆好体位，一按快门，"照片"就已生成。X 线成像相对清晰，且价格便宜、诊断结果迅速。特别是在造影剂的配合下，可以动态观察空腔脏器、血管内的情况，例如胃肠钡餐、钡剂灌肠、心血管造影等，在动态观察中直接发现胃肠道中的病灶或者血管中的狭窄情况。

X线检查的缺点：X线会将原本三维的人体压缩为二维的照片，这中间就丢失了很多重要的信息。对于一些明显的身体异常，例如：异物置入人体、骨折等，细节的丢失影响不大，病变会非常明显地显示在X线上，在排查这些问题时医生就会首选X线检查；再如纵隔包块、肺部明显的炎症也可以通过胸片（胸部X线）看出，所以X线也可以作为这些疾病的常用检查手段。但是其他很多疾病，例如肝胆胰脾肾的异常、全身多发淋巴结的肿大等就难以通过X线观察和随访了。因此，X线并不会作为淋巴瘤检查中的一个重要项目。

3. 什么是CT检查

CT是从X线机发展而来的，它显著地改善了X线检查的分辨能力，其分辨率和定性诊断准确率大大高于一般X线机。它利用X线束对人体的某一部分按一定厚度的层面进行扫描，通过机床移动对患者进行不间断扫描，然后陆续获得身体结构的一系列连续横断面图像。如果把X线比喻成是按一次快门照一次相，CT就是连着按快门对身体不同层面进行照相，将图像联合在一块就是整个身体结构的立体图像了。它的检查步骤也比较简单，患者进入CT室，去掉身上金属佩饰，躺在CT床上，按医生指令双手举过头、呼吸，1~5分钟即可完成。

增强CT：静脉注射造影剂后再行扫描，使病变组织与邻近正常组织间的密度差增大，从而提高病变的显示率。因为肿瘤的血管很丰富，在增强CT检查的时候，肿瘤的部位就会出现较多造影剂而出现强化。因此对病灶的定性能力提高，对小病灶的显示率增高，对血管结构显示更清楚。在淋巴瘤患者中应用相对比较普遍。它的检查步骤相对比较复杂，首先需要做碘过敏试验，观察半小时，如无不良反应才可以做检查，同做普通CT一样，患者进入CT室，去掉身上金属佩饰，躺在CT床上，按医生指令双手举过头、呼吸，不同的是检查过程中需要输注造影剂。

4. 什么是MRI检查

MRI（磁共振成像）是利用原子核在磁场内共振所产生信号经重建成像的一种技术。它具有组织分辨率高，多序列、多方位成像，无辐射，安全可靠，无骨性伪影等优势。MRI和CT检查适用的范围不一样，CT对于骨质以及肺脏等空腔脏器的成像效果很好。MRI对颅脑、膀胱、直肠、子宫、脊髓、关节、肌肉等软组织的成像效果优于CT，但空间分辨率不及CT，并且带有心脏起搏器、义齿或体内有金属异物的患者不能做此项检查。在淋巴瘤患者中，一般有颅脑占位、脊髓压迫等考虑中枢神经系统侵犯的患者常会做此检查。

5. 什么是 PET/CT 检查

18F-FDG-PET/CT 全称为正电子发射断层（PET）/计算机断层显像（CT）。

PET 是一种功能显像技术，它能发现器官组织的早期和细微病变，但不能对病变部位的解剖结构位置和病灶大小进行精准定位。CT 是一种解剖显像技术，它能定位病灶的精确解剖位置和病变的大小，但不能发现器官组织的早期病变和细微病变。PET/CT 正是把两种影像诊断技术有机结合在一起而形成的一种新技术，同时进行 CT 和 PET 扫描，再把 CT 扫描得到的图像和 PET 扫描得到的图像通过计算机软件融合在一起，达到了解剖图像与功能图像同机融合，既具有多层螺旋CT 高空间分辨率、显示解剖结构清晰的特点，又有 PET 的功能图像的优势，这样可以精准地确定患病部位，在肿瘤的早期诊断、判断有无复发和转移、分期和再分期、评价疗效和检测微小残留病灶等方面有独特的优势，常用于淋巴瘤的诊断、分期、治疗评估等，尤其对于霍奇金淋巴瘤及弥漫大 B 细胞淋巴瘤有很大价值。但也存在假阳性及假阴性结果：炎症、感染、血糖的控制、化疗后注射升白针后骨髓处于增生状态，均可产生假阳性。PET 阴性也不能除外微小病灶和分化良好直径较大的肿瘤。因此，PET 在淋巴瘤全身检查中仍有许多不足，并不能替代对病变组织活检进行病理诊断。大部分淋巴瘤可以选择 PET/CT 检查作为分期和预后评估手段，尤其是霍奇金淋巴瘤患者。

缺点：设备昂贵，检查费用高，不能医保报销，有辐射，也可能存在假阳性及假阴性结果。

6. 不同部位病灶对影像学检查的要求有何不同

人体的器官有各自的特点，因此也会对上面所说的不同的检查有不同的敏感性。例如 PET/CT 虽然能够一下子探查全身的结构并提示存在高代谢活性的部位和代谢值，但是要论特殊部位的检查精确性还是有不及其他检查之处的。超声虽然看似检查得比较粗犷，但对有些部位却有不可替代的作用。

（1）头颅受侵：在对中枢占位的检查中，PET/CT 在评价肿物的结构、血供、与周围结构的关系等方面不及头颅增强 MRI，因此在以头部为首发症状的疾病中，医生一般会优先建议进行头颅 MRI 检查。但对于中枢淋巴瘤的患者，因为需要同时关注非中枢部位是否也有淋巴瘤的征象，所以医生往往会建议这些患者同时进行 PET/CT 和头颅增强 MRI 的检查。

（2）胃肠道受侵：胃肠道作为人体的消化系统，每日都进行着复杂的工作，PET/CT 上常出现假性高代谢灶，但其实胃肠道本身并没有问题。因此，PET/CT 并不是一个评价胃肠道受累的最好的工具，增强 CT 和胃肠镜会是更优选。在进行胃的增强 CT 时，医生往往会要求患者喝下一杯药，目的是将原本皱缩的胃壁通过液体和液体产生的气体撑开，相当于把一个皱皱的毛巾抻平，这样才能更好地观察胃壁有没有增厚（肿物）、缺如（溃疡），同时可以观察到周围脏器有无异常。而相对于增强 CT，胃肠镜还能够从镜下直观地观察到病灶的分布、形态，有无溃疡、出血等，以及直接镜下活检，送病理明确诊断。因此胃肠道受累患者需要接受 CT 和胃肠镜检查，缺一不可。同理，作为淋巴瘤的患者，由于起病时医生可能还会关注除了胃肠道以外其他地方是否存在疾病受累，因此有可能推荐进行 PET/CT 或全身胸腹盆增强 CT，并同时完成胃肠镜检查。

（3）还有一些特殊部位，如皮肤、皮下病灶通过照片留存或超声的手段可更加直观、便捷地评估情况；再如乳腺的病灶，虽然增强 CT 可以扫及乳腺，但不如超声检查来的直观。

因此临床上，需要依据患者疾病类型、疾病部位酌情为患者选择适宜的检查方式，即便是观察同一部位病灶情况，在不同检查目的之下也可能会选择不同的检查手段。

7. 什么时候需要做影像学检查

（1）基线检查：基线的意思是在确诊疾病后、尚未开始治疗前疾病累及全身哪些地方的证据。有了这个基础，治疗后才好再做检查，和基础对比，评估治疗的效果。选择 PET/CT 检查，或者颈胸腹盆腔增强 CT 加浅表淋巴结 B 超均可以，对于霍奇金淋巴瘤患者，PET/CT 更有优势。此外，基线检查不仅内容重要，检查的时间也很重要。侵袭性越强、长得越快的淋巴瘤，越需要拿到临近治疗前的基线检查结果。举个例子，如果 1 月份做了检查，3 月份才开始治疗，1 月份到 3 月份间肿瘤又增大了很多，等 5 月份评估治疗效果的时候，发现肿瘤比 1 月份的大，但是比印象中 3 月份刚开始治疗时又要小，这时就不能很好地评估治疗效果了。但是，如果是个惰性的淋巴瘤，已经观察随访了一段时间知道它长得很慢，那基线检查距离治疗开始的时间就可以适当放宽啦。

（2）治疗中期评估疗效：预期化疗周期数进行一半后的评估疗效检查，通常在 3~4 个周期化疗后。但为避免极少数患者在化疗早期就出现无效或者进展，临床上通常每化疗 2 周期就评价疗效 1 次。全部评估疗效结果需于下周期治疗前获得，这样不会延误治疗时间。评估疗效方法参照治疗前的分期检查，病变部位重点检查。

（3）治疗结束评估疗效：CT 评价疗效为末次治疗结束后 4 周进行，如果是 PET/CT 则为末次化疗后 6~8 周。放疗后评估疗效推荐于放疗结束后 8~12 周进行。如果病情缓解或消失，可结束治疗或者进入诱导治疗阶段，如果是无效或者进展的，需要更换方案继续治疗。PET/CT 是淋巴瘤治疗结束后疗效评估的重要工具，尤其是霍奇金淋巴瘤和弥漫大 B 细胞淋巴瘤的患者，可以鉴别残存肿块为纤维化或仍有存活肿瘤组织。

（4）随访：淋巴瘤的随访时间和随访检查依据病理亚型不同而不同。侵袭性越强的淋巴瘤治疗结束后 1~2 年的复查更为关键；惰性淋巴瘤往往不能根治，其复发风险随随访时间延长而增加，因此距离治疗结束越久越应注重复查。影像学检查的选择上，治疗结束早期复查多以增强 CT 为主，随访超过 1 年的患者，尽量减少 CT 或 MRI 检查，而以胸片和 B 超代替。不推荐 PET/CT 作为随访检查手段。

8. 可以就近选择医院做影像学检查评估疗效吗

一般不推荐就近选择医院做影像学检查评估疗效，建议在哪个医院治疗就在哪个医院评估疗效；因为一般在治疗前每个医院都会作基线检查，如果换成外院检查，因每个设备设定的参数不一样，影像学诊断医生的水平、习惯不一样，甚至极个别医院不描述肿瘤大小，因此临床医生去阅读外院 CT 报告会加大诊断误差，前后不能精确对比，导致对中期评估疗效影响会很大，从而极有可能会误导临床医生的决策，影响后续治疗方案的调整，进而耽误病情。但对于结束治疗后随访观察的患者，为就诊方便，可在就近医院行影像学检查随访。

9. 经常做影像学检查对身体危害大吗

很多肿瘤患者和家属担心频繁做 CT 及 PET/CT 会对患者身体造成辐射伤害。其实辐射无处不在，分为天然辐射及人工辐射。天然辐射如宇宙射线与地壳散发的辐射；人工辐射，最常接触到的就是影像检查中的辐射及放疗，如 X 线、CT、PET/CT。辐射计量常用的单位是毫西弗（mSv），地球上处处有辐射，本底辐射量大约是 3mSv，例如坐飞机每小时还可能受到 2μSv 的辐射剂量。我国规定每位放射科医生连续 5 年接触到的平均辐射剂量不得超过每年 20mSv，任何一年中的有效剂量为 50mSv，因而在这个范围内相对安全。当人体短时间遭受大量辐射（如 1 000~10 000mSv）时会出现身体不适，称为辐射病，更高的辐射剂量还可能致死；长期遭受过量辐射，某些癌症的发病率会增加。而我们日常检查中常用手段辐射剂量是很低的，例如：超声、MRI 检查是无辐射的、安全的；X 线检查，它的辐射剂量对人体来说非常低，只有 0.1mSv，相当于人类在地球上生活 10 天所受到的自然辐射，因此偶尔的 X 线检查或体检采用 X 线筛查非常安全；CT 检查的辐射剂量相对高一些，一次剂量为 2~10mSv 不等，具体需要根据检查部位；PET/CT 检查辐射剂量最高，一次性产生的剂量为 12mSv 左右，其实和做一次胸腹盆 CT 相差不大。

对患者而言，正常情况下医院的检查是安全的，不必因为存在辐射而不做检查，相较于疾病对身体带来的损伤以及因不检查而错误判断病情、错误用药带来的损伤，影像学检查带来的这些辐射累积可以忽略不计。但是对于正常人也不要因为过度担忧自己的身体而多做医学检查。

10. 影像学检查有哪些注意事项及禁忌证

做医学影像检查时，有的患者一次成功，而有的患者却要来回跑好几趟。由此可见，受检者在做医学影像检查时确实需要讲究方法：

（1）除去身上异物：当患者进入医学影像科检查室进行医学影像检查时，需要做的第一件事就是除去拍摄部位或身上所有的一切异物，以防止异物伪影干扰医生对影像学的诊断。比如，做胸部 X 线检查前，就要去除身上钥匙、项链、玉佩，以及纽扣、拉链、胸罩等。同时，拍摄骨盆正侧位片时最好去除金属衣扣、皮带。如果是进行磁共振检查，这些金属异物不仅会严重影响影像质量和效果，而且检查时金属异物会产生一定的热量从而灼伤肌肤。因此，做医学影像检查时受检者最好穿棉质服装，不戴装饰品。

（2）某些项目需要空腹检查：也就是说某些医学影像检查项目在做之前受检者不能吃喝，如肝胆胰脾肾超声、上消化道钡餐检查，腹部 CT 以及 PET/CT 检查。此外，怀疑有肠梗阻、肠穿孔、急性胰腺炎的患者及做 CT 血管成像或怀疑结石存在者，做检查前也要做到不吃不喝。

（3）某些项目要求检查前喝足水：有些影像检查项目需要受检者吃饱喝足才

能进行，生活中常见做妇科、前列腺及膀胱超声检查时受检者需要多喝水，且等到膀胱充盈后才可以进行检查。有些腹部 CT 定位检查，对喝水量及时间还很有讲究。比如做上腹部 CT 检查前，受检者需要喝稀释过的造影剂 300ml，且喝完后即刻进行检查，有时还需与检查同时进行；做下腹部 CT 定位时，为使小肠显影、膀胱充盈，受检者需要分次喝稀释过的造影剂 600ml，且要等 20 分钟方可进行检查。

正因为有些检查要求吃饱喝足，而另一些检查又需要空腹进行，因此，同时做这些医学影像检查是有先后顺序的。通常先做不吃、不喝、不打针的检查，后做那些需要吃饱喝足的检查，否则，检查次序一旦反了，还要再跑一趟医院。

（4）牢记禁忌事项：个别受检者不如实向医生反映自己情况而造成不良后果，严重情况导致死亡。因此，要牢记医学影像检查的相关禁忌证，更主要的是受检者要如实地向医生反映自己的情况，如是否有药物过敏史，包括青霉素过敏史或吃海带等含碘量较高的食物时有无过敏史，这会提示医生能否为受检者进行造影检查。若受检者装有心脏起搏器或体内有弹片、金属植入物、胰岛素泵等，这些都是磁共振检查的绝对禁忌证。对于孕妇以及备孕的受检者，为了保护胎儿及受精卵，建议尽量不做有辐射的影像学检查；对于刚做过 PET/CT 检查的患者，建议至少 3 个月内不要备孕或做生殖保存。如果需要生殖保存，请在做影像学检查前完成。

（5）配合医生进行检查：在拍摄胸片时，技术员会下达吸气、屏气的指令，受检者得照做。吸气是为了让肺被气体充盈以形成良好的对比，屏气是为了避免呼吸移动产生移动模糊伪影。而 CT、磁共振检查胸腹盆部时，屏气不仅仅是为了减少移动模糊伪影，更是为了避免因为无规律呼吸造成扫描层面的改变，以至于遗漏微小病灶。因此，在做检查时，要听从医务人员的指令做相关动作。

（6）检查完毕善后工作：检查完毕后并不是大功告成了，还有不少善后工作需要做，例如在检查时曾注射过造影剂的患者，必须在检查完毕后，在休息室静坐 15 分钟，确认没有过敏后，才能离开医院影像科。回到家中，需换衣、洗澡，去除放射性污染。另外，还要多喝水多去小便，以使造影剂尽快排出。

（吴梦　朱立立）

六、淋巴瘤的治疗

淋巴瘤分为很多亚型，一部分亚型的淋巴瘤可以通过治疗达到治愈的效果，一部分亚型可以通过治疗达到长期生存，还有一部分亚型可以通过治疗改善患者生活质量、延长患者生存期。化疗是绝大部分淋巴瘤治疗的基础，随着医学的进步，靶向治疗及小分子治疗在淋巴瘤的治疗中应用日趋广泛，并且占有很重要的地位；细胞治疗也可以使得一部分难治淋巴瘤患者获得疗效，甚至延长生存期。不同的治疗方式或者药物都有其适应证，可以让一部分患者获益。医生在给淋巴瘤患者制订治疗方案时要综合考虑患者的病情、身体状况以及经济状况来给予合适的治疗。

（一）化疗

1. 什么是化疗

大家经常会听到一个叫"化疗"的名词，那"化疗"到底是什么呢？其实"化疗"是一个简称，它的全称叫做"化学治疗"，英文称"chemotherapy"。化学治疗是一种治疗肿瘤的方式，是通过一种或多种可以杀灭或抑制肿瘤的药物来杀死肿瘤或缩小肿瘤。

化疗和手术、放疗是目前治疗肿瘤的三大手段。手术和放疗都属于局部抗肿瘤治疗，只能对治疗部位的肿瘤病灶有效，但由于目前技术手段的限制，在临床上可能会有检测不到的微小病灶，这是手术和放疗后复发的原因和这两种治疗方式的局限性。化疗则是采用了口服、静脉或体腔等不同途径给药方式，通过这些途径给药后化疗药物都会随着血液循环遍布全身的绝大部分器官和组织，所以化疗是一种全身治疗的手段，对上述手术和放疗不能发挥作用的病灶依然可起到杀伤作用。

化疗这种治疗方式主要用于一些有全身播散倾向的肿瘤或是已经转移的中晚期肿瘤。根据化疗不同目的分为：

（1）根治性化疗：一些对化疗药物敏感的恶性肿瘤，如白血病、淋巴瘤、绒毛膜上皮癌、生殖细胞恶性肿瘤等，通过单纯化疗可能达到治愈。这种以治愈恶性肿瘤为目的的化疗就称为根治性化疗。

（2）姑息性化疗：当恶性肿瘤已达晚期、现阶段科技水平已经不可能实现治愈时，可以通过化疗控制肿瘤细胞的发展、延长患者生命、提高患者的生存质量，这种化疗就称为姑息性化疗。

（3）术后辅助化疗：恶性肿瘤已经手术切除，影像学检查提示处于没有肿瘤的状态，但综合评估患者仍有较高的复发风险，这时可以通过化疗杀灭这些残余的肿瘤细胞，以达到预防复发和转移的目的。这种化疗就称为术后辅助化疗。

（4）术前辅助化疗：也称新辅助化疗，恶性肿瘤需要通过手术切除达到彻底治愈的目的，但是因为肿瘤较大、手术创伤大，或肿瘤与重要脏器连接紧密、手术切除困难，可以通过术前化疗使病灶缩小，方便手术切除。这种化疗就称为术前新辅助化疗。

（5）腔内化疗：大多数化疗是通过静脉给药的，而特殊情况下化疗药物也可以通过体腔（如腹腔、胸腔等）给药，使体腔内局部暂时维持较高的药物浓度，达到提高局部疗效的目的。这种化疗就称为腔内化疗。

2. 化疗究竟是怎么做的

化疗是目前广泛用在全身性抗肿瘤治疗中的一种有效方式。化疗的过程就是化疗药物抗肿瘤的治疗过程。化疗药物的种类繁多，如何应用能达到最佳抗肿瘤的疗效，是人们长久研究的目标。在近100年的发展过程中化疗药物被逐渐认识，基于化疗药物不同的作用机制，以及各种化疗药物的毒性和不良反应来搭配组合成不同的化疗方案，并应用于不同的恶性肿瘤。在淋巴瘤的化疗中，我们较少应用单个化疗药物来进行抗肿瘤治疗，主要的原因是单个化疗药物想达到较好的抗肿瘤治疗效果，势必在增加有效抗肿瘤剂量的同时增加了毒性和不良反应，故淋巴瘤的化疗方案均为不同化疗药物的搭配组合，但值得注意的是不同化疗药物的毒性也不同，在搭配后需要注意避免毒性的叠加。

不同化疗药物是通过作用于细胞生长的不同时期来区别的。根据作用细胞生长的不同时期，化疗药物分为细胞周期非特异性药物和细胞周期特异性药物：①细胞周期非特异性药物对处于细胞增殖周期中的各期（G_1、S、G_2、M 期）或是休止期（G_0期）的细胞均具有杀灭作用，这类药物包括烷化剂（如环磷酰胺、卡莫司汀等）、抗肿瘤抗生素（如博来霉素、平阳霉素等）、放线菌素 D、蒽环类抗生素（如多柔比星，柔红霉素等）、金属类化合物（如顺铂、卡铂等）；②细胞周期特异性药物主要作用于细胞增殖的时期（S、M 期），对休止期（G_0 期）的细胞不敏感，这类药物包括抗代谢类药物（如甲氨蝶呤、5- 氟尿嘧啶、6- 巯基嘌呤、阿糖胞苷等），生物碱类（如长春新碱、长春碱、长春地辛等），其他类药物（如紫杉醇等）。

　　化疗一般都是静脉给药，常用于淋巴瘤的化疗方案包括：CHOP（环磷酰胺、多柔比星、长春新碱和醋酸泼尼松），多用于非霍奇金淋巴瘤；ABVD（多柔比星、博来霉素、长春新碱和达卡巴嗪），主要用于霍奇金淋巴瘤。

3. 化疗药就是毒药吗

　　有人说"化疗药就是毒药，用了化疗药患者情况更差了，还不如不治"，事实情况真的是这样吗？确实，化疗是一种全身系统性的治疗方式，化疗药大多是细胞毒药物，并且没有特定的作用靶点，因此化疗药物会对所有增生活跃的细胞损伤破坏，除了肿瘤细胞以外，也包括增殖较快的正常器官组织细胞。它杀伤肿瘤细胞的同时确实也会损伤正常组织器官中的非肿瘤细胞。化疗药物对增生越活跃的细胞产生的损伤可能就越大，对增生不活跃的细胞损伤小。由于肿瘤细胞增殖大多较正常组织活跃，因此化疗后肿瘤细胞受到打击最大。但身体内其他增殖较快的正常细胞，例如造血细胞、毛囊细胞、胃肠道细胞、口腔黏膜细胞等，也会受到破坏，相对应就会出现白细胞低、血小板低、脱发、消化道不适（如便秘或腹泻）以及口腔溃疡等情况。而上述大多数不良反应只是短暂出现，它们会随着化疗药物代谢排出体外而缓解。

　　化疗后做好对不良反应的监测并及时对症治疗，一般都不会对脏器功能造成永久性伤害，因为大多数不良反应是可逆的。例如中性粒细胞减低，可使用重组人粒细胞刺激因子治疗；出现血小板减低，可行白介素 -11 等升血小板治疗；出现恶心呕吐，可行 $5-HT_3$ 抑制剂、激素类、NK_1 受体拮抗剂等药物对症治疗以及预防；而对于出现脱发或是乏力，待化疗结束后头发会再次自然生长出来，乏力症状会自行好转。虽说大多数不良反应是可控的，但如若得不到重视，依然可以危及生命。例如化疗后免疫力下降，同时伴随有中性粒细胞减少的情况，人体对外界细菌、病毒等已无较强的抵抗力，有可能在此期间出现发热、感染等并发症，若未得到重视，感染会加重出现感染性休克，从而危及生命。因此，尽管化疗药物杀敌一千自损八百，但被损伤的人体正常细胞大部分是可以再生的。在医生严

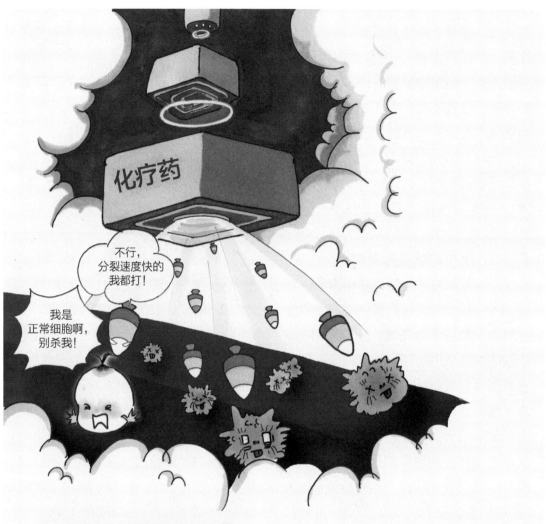

**化疗药物杀死癌细胞的同时
也会损伤身体里的正常细胞**

图 29　化疗的作用机制

密的监测及治疗下，大多数情况下化疗的获益还是大于风险的。千万不能因为化疗药物会对正常组织有损伤就完全拒绝它能带来的更大的获益。

4. 为什么用其他肿瘤的化疗方案来治疗淋巴瘤不行

不同类型肿瘤对不同化疗药物敏感性不相同，淋巴瘤的绝大部分化疗方案与其他肿瘤治疗的方案也不相同。每一种肿瘤的化疗方案都是依据药物作用机制和其不良反应类型精心挑选组合而成，这就需要药物的作用机制要能抑制这类肿瘤的生长，且药物间不良反应不能重叠。而不同的肿瘤用到的化疗药物种类也有很大差异。以淋巴瘤为例，很多药物仅是在淋巴瘤中有抗肿瘤作用或其在淋巴瘤中使用的最佳剂量与其他肿瘤截然不同，这就形成了淋巴瘤特有的方案组合。例如：①淋巴瘤的治疗方案中常常含有激素类药物，但实体瘤治疗方案中没有；肾上腺皮质激素主要是通过抑制巨噬细胞吞噬功能，降低单核 - 巨噬细胞系统消除颗粒或细胞的作用，可使淋巴细胞溶解，最终使淋巴结、脾、胸腺中淋巴细胞耗竭，而肾上腺皮质激素对其他肿瘤细胞却没有这个功效；②有些淋巴瘤治疗方案中含有其他肿瘤治疗中不常用的化疗药物，如左旋门冬酰胺酶，它的作用途径是催化左旋冬酰胺水解的一种酶，使肿瘤细胞不能从外界获得其生长所必需的氨基酸，导致蛋白合成受阻，肿瘤细胞生长繁殖受到抑制而死亡，因此它仅作用于需外源性门冬酰胺作为生长因素的肿瘤，而大部分这些肿瘤均来源于淋巴瘤；③有些淋巴瘤治疗方案中的药物虽然和其他肿瘤应用的化疗药物一样，但化疗药物的用药剂量是完全不同的，如原发中枢弥漫大 B 细胞淋巴瘤方案中 MTX 用剂量为 $3\sim3.5g/m^2$，而骨肉瘤方案中 MTX 单次用剂量为 $8\sim12g/m^2$。

（二）靶向治疗

1. 什么是靶向治疗

靶向药物是针对一个靶点，或者说是针对明确的致癌位点设计的药物，所谓的靶点或者说致癌位点可以是肿瘤细胞内部的一个蛋白分子，也可以是细胞膜表面的一个特异的表达抗原，它可能是肿瘤的发生与发展过程中具有特异性的或者异常激活的信号传导等生物学途径中的关键点。靶向药可以精准地作用于这些靶点，从而对肿瘤起到杀伤或者抑制作用。医生通常需要通过病理免疫组化、分子生物学或者遗传基因学检查的手段来确定该肿瘤是否确实存在着这个靶点。当然，肿瘤的发生机制很复杂，并不是一个靶点或者一个分子就可以决定一种肿瘤的发生发展或者凋亡。身体的免疫细胞功能、免疫微环境，表观遗传学都和肿瘤的发生有关，因此针对免疫系统或者表观遗传学的药物治疗也可以算作广义的靶向治疗。

2. 靶向治疗与化疗有什么区别

化疗是利用化学药物抑制恶性肿瘤细胞的增殖、浸润、转移，直至最终杀灭恶性肿瘤细胞的一种治疗方式。它是一种常用的恶性肿瘤全身性治疗手段。因为生长活跃的淋巴瘤细胞通常对这种药物比较敏感，所以化疗药物对治疗淋巴瘤有作用，只可惜人体内生长比较快的细胞也会对化疗药物有反应，而化疗药物对于正常细胞或者淋巴瘤细胞没有选择性，因此化疗药物在杀灭恶性淋巴瘤细胞的同时也会不可避免地损伤人体正常的细胞，从而出现药物的不良反应，例如脱发、胃肠道反应、骨髓抑制、各个脏器的功能损伤等。

靶向治疗药物，因为针对的通常是肿瘤相关的特异性蛋白或者抗原，因此这些药物可以更准确地瞄准肿瘤细胞，起到杀伤肿瘤细胞的作用，而对正常细胞影响较小。相对而言，靶向治疗的不良反应和化疗的不良反应有所不同。靶向治疗出现严重骨髓抑制以及胃肠道反应的概率相对较低，而皮疹、肌肉痛这些症状的发生率偏高。靶向治疗还会存在一些靶点相关的特有反应，例如某个靶点对正常身体代谢也起着调节作用，针对这个靶点的靶向治疗就会导致相应的不良反应，如血压血糖异常等。

在此还是要强调说明，淋巴瘤是全身性疾病，不管淋巴瘤的类型以及临床分期如何，化疗仍然是绝大部分淋巴瘤治疗的基础，靶向治疗虽然有诸多优点，但整体而言，淋巴瘤的全身治疗仍然是"化疗 ± 靶向治疗"的模式。

3. 靶向治疗的靶标是如何确定的

（1）靶标稳定地表达在某些类型的淋巴瘤肿瘤细胞表面，利于药物准确识别肿瘤细胞，例如 B 细胞淋巴瘤的 CD20 和 CD19，经典霍奇金淋巴瘤的 CD30。

（2）靶标在某些类型淋巴瘤的发生过程中起到非常重要的作用，例如 B 细胞淋巴瘤 BCR 通路中的 BTK（布鲁顿络氨酸激酶）分子。

（3）靶标或者说靶点分子不单纯在淋巴瘤，而是在很多恶性肿瘤的发生发展过程中存在促进作用，药物的靶向引入可以阻断淋巴瘤的发展，例如表观遗传学修饰，核输出蛋白等。

（4）靶点抑制了淋巴细胞的正常免疫杀伤功能，药物的靶向引入可以帮助身体再次识别肿瘤以便更好地杀伤肿瘤，例如各种免疫检查点抑制剂等。

4. 如何选择靶向治疗

当临床上存在下述一种或多种情况时可以考虑使用靶向治疗：

（1）淋巴瘤稳定表达某抗原，可以选择针对该抗原的抗体药物治疗：如 CD20 阳性 B 细胞淋巴瘤可以选择 CD20 单抗，经典霍奇金淋巴瘤 / 系统间变性大细胞淋巴瘤患者可以选择 ADC 药物。

（2）淋巴瘤存在某种信号通路异常激活，可以选择针对这种信号通路关键分子的抑制剂：如 BTK 抑制剂、PI3K 抑制剂。

（3）淋巴瘤存在表观遗传学异常，可以选择相应抑制剂抑制肿瘤的发生发展：如外周 T 细胞淋巴瘤可选择组蛋白去乙酰化酶抑制剂。

（4）部分淋巴瘤的肿瘤逃逸可以通过免疫检查点抑制剂改善，以帮助身体更好地识别肿瘤、消灭肿瘤：例如对于二线治疗或者干细胞移植失败的经典霍奇金淋巴瘤，可以选择 PD-1 抗体等。

5. 靶向治疗分为哪几类

"靶向治疗"指的是可以选择性作用于肿瘤细胞的抗肿瘤治疗的总称。近几年，淋巴血液系统肿瘤领域新药频出，靶向药物也越来越多地应用于临床。目前应用相对广泛的药物有如下几类：

（1）单抗 / 双抗类：如 CD20 单抗、CD3/CD19 双抗、CD3/CD20 双抗。

（2）免疫检查点抑制剂 / 免疫靶向药物：严格意义上这类药物可以归类为免疫治疗，这种药物的作用机制其实是打破了淋巴细胞受抑制的作用连接，通过淋巴细胞起到杀伤肿瘤细胞的作用。例如 PD-1/PD-L1 抗体、CD_{47} 抗体等。

（3）抗体偶联（ADC）药物：这类药物通过一个化学链接将具有生物活性的小分子药物连接到单抗上，单抗作为载体将小分子药物靶向运输到目标细胞中。临床上目前应用比较多的是维布妥昔单抗（CD30 抗体 -MMAE）和 Polatuzumab vedotin（CD79b 抗体 -MMAE）。

（4）小分子化合物：BTK 抑制剂，PI3K 抑制剂，抗血管生成药物，核蛋白输出抑制剂，组蛋白去乙酰化酶抑制剂，去甲基化药物等。

6. 靶向治疗如何进行

靶向治疗可以单独使用，也可以和化疗以及放疗联合使用，具体依据患者的病情而定。用药途径主要有两种：静脉输液或口服。生物药（如

CD20 单抗、PD-1 单抗等）大多通过静脉输液方式进入患者体内，某些类型的药物如 CD20 单抗在首次使用时可能会出现输液反应，为了避免这种反应的发生，医生在用药前会提前给予预防性抗过敏药物以避免输液反应的发生，当进入第 2 周期或后续治疗后，则很少再出现输液反应。小分子药物通常都是口服给药，少数药物对服药时点、服药方式有要求，但总体来说较输液给药更为便捷。

7. 靶向治疗有不良反应吗

只要是药物，均存在不良反应，只是靶向治疗火力主要集中在恶性肿瘤细胞，相对而言对人体正常细胞影响较小，和化疗相比靶向治疗的不良反应表现在不同方面。例如单抗/双抗类的药物最常见的是输液/过敏反应，小分子靶向药物皮疹、肌肉酸痛可能更为常见。当然，靶向药物也会有骨髓抑制、感染、心脏毒性等不良反应，在使用过程中仍然需要注意监测，不能放任不管。

此外，还需注意的是，很多小分子药物需要通过肝脏 P_{450} 酶代谢，因此影响这种酶代谢的药物或者食物都可能会减慢或者加速小分子药物的代谢，进而影响疗效及不良反应。例如使用 BTK 抑制剂伊布替尼期间，如同时使用抗真菌药物，伊布替尼是需要适当减量的。患者通常都是在院外持续口服小分子药物，因此在开药时一定要仔细听清楚医生的嘱咐，同时自己要仔细看说明书，及时和医生沟通。

8. 接受靶向治疗的时机是什么

（1）对于可治愈的中高度侵袭性淋巴瘤，在一线治疗使用化疗联合靶向治疗，有提高疗效的可能，例如 CD20 单抗联合 CHOP 方案可能会提高一部分弥漫大 B 细胞淋巴瘤的疗效，延长生存期。而对于不可治愈的淋巴瘤类型，例如滤泡性淋巴瘤和套细胞淋巴瘤，在化疗同时联合 CD20 单抗可能提高缓解率，延长生存期。

（2）对于一线治疗达到缓解的高肿瘤负荷的滤泡性淋巴瘤 1 级至 3a 级患者，或者经典套细胞淋巴瘤患者，一线治疗结束后达到完全缓解（CR）/部分缓解（PR）可以考虑使用 CD20 单抗维持治疗，有延长无进展生存期的可能。

（3）对于复发难治的侵袭性淋巴瘤患者，如果既往没有使用过靶向药物，在挽救治疗中联合靶向药物或许会提高疗效，增加进行干细胞移植的可能性。例如一线治疗未使用过 CD20 单抗的 CD20 阳性弥漫大 B 细胞淋巴瘤患者，在挽救化疗的基础上加上 CD20 单抗或许会进一步提高疗效。

（4）对于复发难治的惰性淋巴瘤患者或者不能移植的侵袭性淋巴瘤患者，在挽救治疗期间化疗联合靶向治疗或者单纯使用靶向治疗，有可能使部分患者获益，延长生存期。

9. 靶向治疗的局限性有哪些

（1）迄今为止，对于淋巴瘤的治疗来说，还没有哪一种靶向治疗可以达到完全治愈的效果。化疗仍是绝大多数亚型淋巴瘤的治疗基础，不能盲目追求放弃化疗的单纯靶向治疗。

（2）靶向治疗可产生耐药性。究其原因，一个是药物作用的靶点或者靶标产生突变可以导致耐药，另外一点是恶性肿瘤细胞也在和药物的斗争中不断进化，肿瘤细胞可能会找到不依赖于靶点或者靶标的其他新途径生长。

（3）不是所有的淋巴瘤类型都有合适的靶点用于靶向治疗。

（三）放疗

1. 放疗是什么，它是如何消灭肿瘤的

淋巴瘤是一种全身性疾病，需要接受以化疗为主的综合性治疗，综合治疗手段则包括靶向治疗、手术和放疗等。其中手术和放疗作为针对局部病变的治疗手段，可以对局限的病变进行治疗。而药物可以到达全身各处病变，是全身的治疗手段。所以这几种治疗要综合用于不同分期、不同病情的患者。而不同的淋巴瘤对放疗、化疗的敏感性是不一样的。如果对于化疗敏感，那么可以考虑主要采用化疗的手段来治疗。而有一部分淋巴瘤本身侵犯身体的范围较小，同时对放射线比较敏感，那我们就可以主要采用放疗的手段来治疗。

放射治疗是通过放射线照射病变而达到治疗的目的。自从人类发现放射线后，慢慢就发现了放射线能损伤人体，但同时也发现恰当使用是可以有效杀灭肿瘤、治疗疾病的。放射线会损伤人体细胞中的 DNA，使 DNA 的结构断裂，细胞因为 DNA 断裂而无法正常增殖，进而死亡。所以当对肿瘤进行照射时，射线基于类似"聚焦"的原理集中于肿瘤，导致肿瘤死亡，从而达到治疗的目的。由于肿瘤细胞

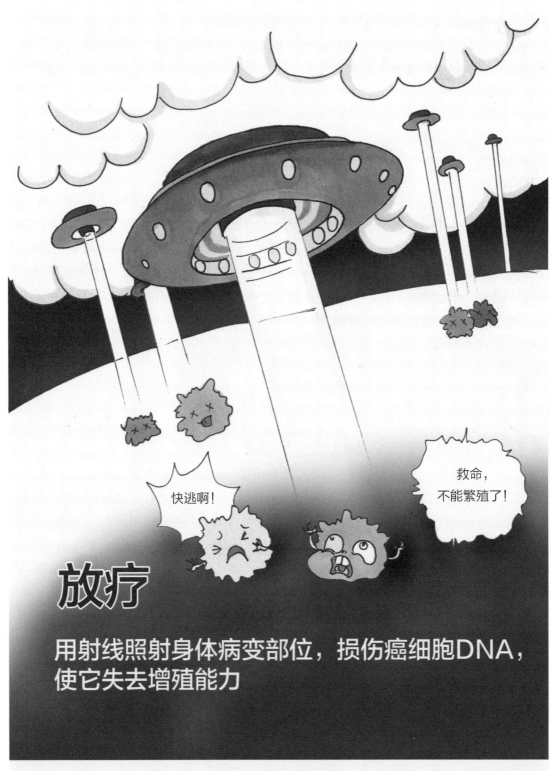

放疗

用射线照射身体病变部位，损伤癌细胞DNA，使它失去增殖能力

图30 放疗的作用机制

比正常细胞生长更快，其对放射线的作用更加敏感，所以放疗对大多数肿瘤都能起到治疗作用，同时通过控制照射范围和照射强度还能够将射线对正常组织的损害降到最低。

2. 什么样的淋巴瘤患者需要放疗

放疗根据目的不同可分为根治性放疗、辅助性放疗、姑息性放疗。具体的治疗方案，需要肿瘤内科及放疗科医生共同协商制订。

（1）根治性放疗：针对早期病变局限的淋巴瘤，如早期的惰性淋巴瘤，病变较为局限，采用放疗就可根治。对于某些特殊类型的淋巴瘤，如鼻型的 NK/T 细胞淋巴瘤，对传统化疗方案敏感性不高，但如果病变在早期，就可以通过放疗取得非常好的疗效。

（2）辅助性放疗：淋巴瘤化疗后已达到较好疗效但仍有残存病灶，针对残存病灶进行放疗可以达到更好的治疗效果。例如：弥漫大 B 细胞淋巴瘤、滤泡淋巴瘤通常采取化疗后联合放疗的治疗模式继续消灭化疗后残存的病灶。

（3）姑息性放疗：针对晚期淋巴瘤出现的疼痛、出血、压迫正常组织的症状，可以通过放疗缓解，改善患者生活质量。

3. 不同的放疗技术有什么不同，会影响疗效吗

目前的放疗技术绝大多数都能应用于淋巴瘤的治疗。包括早期的二维常规放疗、三维适形放疗。但这两者由于剂量的精准性较差，可能造成更大的损伤，近年来已被慢慢淘汰。目前应用较多的是调强放射治疗，一般简称为 IMRT（intensity modulated radiation therapy）。它是通过治疗机的物理方式，调节射线的强度和形状，与需要照射的范围相适应，这样可以使肿瘤接受到足够且精确的剂量，同时又保护了周围的正常组织。目前随着技术进步又出现了很多基于调强放疗的技术，比如容积弧形调强放疗、螺旋断层放疗、射波刀、质子放疗等，其实都是在技术上进一步的优化。目前应用最为广泛的还是调强放疗及其衍生出的更精确的治疗方式——容积弧形放疗（volumetric modulated arc therapy，VMAT）。而更新的螺旋断层放疗、射波刀、质子治疗，由于发展时间较短，相比调强放疗治疗数据有所欠缺。这些治疗可能对一些特殊患者有好处，理论上不良反应的发生率降低，但对于治疗总效果提升有限，不适用于大部分患者。另外需要考虑的就是花费较高，性价比低。很多人追求治疗技术的先进性，但其实这是

有误区的。对于治疗技术的选择，最了解的还是临床医生及临床物理师，应该由他们选择最合适每位患者的治疗技术。

4. 放疗的执行方案和流程是怎么样制订出来的

放疗需要经过疗前准备、方案制订、执行实施三个阶段。

（1）疗前准备：主要是进行固定模具的制作及 CT 的定位。固定模具是为了使每次治疗的位置尽可能一样，是保证放疗准确性的重要工具。而定位 CT 是为放疗特殊准备的、在特定体位姿势等要求下完成的 CT，用来勾画放疗具体实施的区域。因此定位 CT 与诊断疾病时所作的影像学的 CT 检查有巨大差异，不能以诊断 CT 替代定位 CT。

（2）方案制订：定位完成后，医生就可以在定位 CT 的基础上，把需要照射的区域勾画出来，并且给出需要照射的剂量及需要照射的次数。之后会交给物理师进行计算如何在治疗机上达到这些要求。这个过程我们称之为放疗计划的设计，既是放疗方案建立的过程，也是需要医生和物理师倾注精力最多的过程。就像设计师设计建筑，这个过程患者是无法看到的，但其实也是最重要的。一般需要一周左右的时间，有时会有很难的计划需要更久。计划准确才能保证治疗效果，因此这个等待是必需的也是值得的。

（3）执行实施：也就是完成治疗计划，放疗科医生会通知患者开始治疗。一般淋巴瘤患者需要治疗 15~25 次，每天一次，每周一到周五，周六日休息。这个休息其实不是因为医生不上班，而是因为需要让患者休息，或者说让受到照射的正常组织器官修复。在整个治疗过程中，都由技师具体操作治疗仪器，医师、物理师、工程师及技师共同保障每次治疗的精确性，同时医师还会给患者需要的药物治疗，例如化疗和减轻放疗不良反应的治疗。

通过以上的描述可以发现，每位患者的治疗我们都可以称之为"个体化"治疗，这种个体化首先体现在每位淋巴瘤患者的综合治疗方案不同，有的要同时放化疗，有的要先化疗再放疗，有的要先放疗再手术；还体现在每个人的放疗部位、范围、剂量上都不一样，其中的依据不仅是大规模的临床应用及研究证实的理论，同时还有每个医生的临床经验，要同时达到尽量高的肿瘤剂量和尽量低的正常器官剂量，需要反复权衡。

5. 淋巴瘤患者在放疗前需要做哪些准备

（1）首先需要调整心态。一般癌症患者都会有焦虑、抑郁的情绪，再加上等待治疗，负面的情绪较多，需要自身和家属排解。

（2）医生也会尽快完成治疗计划的设计。但这项工作十分细致，多数情况下"快则生乱"。为了避免忙中出错，医院有很多的程序机制来避免这种情况的发生，所以每个流程都是必需的，也希望患者及家属理解。如果症状比较重，需要继续对症治疗、支持治疗，以保证坚持到放疗开始。

（3）一般在放疗前患者都经历了多个周期的化疗，血细胞及肝肾功能都有一定的损伤。在正式放疗前，首先要保证身体已经从化疗的打击中恢复，各项化验指标没有明显异常。医生会在治疗前告知患者需要的准备及可能出现的不良反应、并发症、治疗风险，患者及家属也要做好权衡及心理上的准备。

6. 淋巴瘤患者放疗可能会出现哪些不良反应

说起放疗的不良反应，很多人就会很害怕，会有顾虑。手术大家都能明白，是将肿瘤切除，而遇到放射线就会很担心，会不会出现损伤？会不会致癌？

首先各种治疗手段都是有风险的，手术会出现手术并发症，会有术中出血、感染，同时对于患者的心肺功能有要求。而放疗同样如此，也会有肺炎、出血等并发症。但是我们衡量是否要进行一项治疗，是要从获益和风险双方面考虑的，是要看从治疗中我们能得到什么，会承担什么样的风险。不能因为害怕发生率较小的风险，就拒绝治疗，这是得不偿失的。在正常生活中，我们不能因为害怕发生交通事故就不出门，其实这是一样的道理。

根据放疗部位不同，不良反应的表现不尽相同。淋巴瘤患者的放疗剂量一般较其他肿瘤患者的剂量低，所以不良反应的程度也会更轻。总的来说，放疗只会作用于放疗部位的正常器官，不会对其他部位造成影响。放疗的不良反应依据发生时间不同可分为急性反应和慢性反应。

急性反应是在治疗过程中出现的反应，例如：放射性皮炎、放疗造成的骨髓抑制等，照射腹腔时有恶心、呕吐等消化道不良反应，照射胸腔时可能出现放射性食管炎、放射性肺炎，照射头颈部可能出现放射性的黏膜炎等。一般在放疗后1~3个月都可恢复。晚期反应是在治疗后出现的，例如：头颈部放疗后可能出现肌肉僵硬、张口受限、口干，胸部放疗后可能出现肺纤维化等。对于每一类反应，医生都会给予患者对症的支持及治疗，帮助患者缓解症状，尽可能保证按时、按点接受放疗。

患者需要了解不良反应，出现病情变化及时就诊告知医生，遵照医生的建议用药或者护理。另外就是在治疗过程中要避免感冒、感染，不要进行大量的体力活动或锻炼。至于有很多患者担心放射线可能造成癌症的情况，这其实是非常少见的。随着近年来放疗技术的进步，放疗越来越精确，放疗致癌的概率也是在降低的。

7. 在放疗过程中，生活和饮食方面有哪些注意事项

在治疗过程中，患者的身体受到损伤，免疫力会降低。需要在治疗过程中保证足够的营养，同时避免感染，减少外出、避免锻炼、减少接触他人。

（1）饮食：肿瘤是一种消耗性疾病，一定要保证患者足够的营养。不需要特别忌口，但要注意清淡，避免重油重盐及辛辣刺激的食物。尤其对于头颈部放疗的患者，在放疗开始的一周内不能吃会引起唾液大量分泌的酸味、甜味食物，避免出现唾液腺在放疗中水肿、堵塞，出现腮腺炎。很多患者会担心加强营养会使肿瘤生长加快，所以要控制饮食，其实这个观点是错误的。我们正常组织对营养的摄取是弱于肿瘤的。如果身体营养缺乏，并不会影响到肿瘤，而会影响到我们自身的正常组织器官，造成免疫力下降，治疗的耐受性下降，这反而会影响整体的治疗效果。

（2）生活：淋巴瘤患者一定要戒烟戒酒。烟酒会对呼吸道及消化道造成刺激，加重放疗的不良反应。同时烟酒会持续对身体造成损伤，不戒烟酒的患者治疗效果差，肿瘤复发率高。

（3）在放疗过程中，需要每周到放疗科门诊复查，化验血常规，告诉医生放疗的不适，调节心情，保持乐观心态。

8. 放射治疗会使人体"带上"放射线，患者的家人孩子是否需要保护

我们一般所说的放射治疗，常常是指外照射放射治疗。这种治疗方式的放射线都是通过直线加速器治疗机用电能产生。这些治疗机在关机或待机的时候没有射线产生，只有在治疗时才会产生放射线。我们可以把"放射治疗加速器"和"放射线"简单理解为"灯"和"灯光"的关系，在关灯的时候，

就不会有灯光从灯中射出。所以不同于接受核素检查治疗（骨扫描、PET/CT、碘-131治疗）的患者会带有少量的放射物质，放射治疗并不会使患者本身"带有"放射线，也不会对其他人产生影响。

（四）造血干细胞移植

1. 什么是造血干细胞

造血干细胞，是血液系统中的成体干细胞，顾名思义，就是所有血液细胞的"祖宗"。同时它也是各种免疫细胞的"祖宗"，可以发育成各种髓细胞和淋巴细胞。造血干细胞是身体内最独特的体细胞群，具有高度的自我更新、多向分化、跨系分化与重建长期造血的潜能，以及损伤后再生的能力，还具有广泛的迁移和特异性的归巢特性。

（1）造血干细胞必须具备重建造血功能。也就是说，当身体完全失去造血功能后，只要还有造血干细胞存在或者有造血干细胞被引入（移植），那么机体就有可能恢复造血功能并维持今后的永久性正常造血。这也是造血干细胞移植的基础。

（2）造血干细胞有着高度的自我更新和自我维持的能力，造血干细胞的子代细胞可以保持造血干细胞的全部特性不变。

（3）造血干细胞有"回家"的能力，也就是所谓的"归巢功能"，它可以自己找到自己的"家"，也就是适合自己生存的地方。在移植过程中，预处理化疗后回输造血干细胞，造血干细胞会回到骨髓，然后分化生长，重建身体的造血系统和免疫系统。

（4）造血干细胞没有特异性的形态学特征，所以在显微镜下通过细胞的长相来判断它是否是造血干细胞是不可能的；也没有特异的表面标志物来把造血干细胞和其他细胞完全区分开来，CD34是造血干细胞的一个阳性标记（有少数造血干细胞CD34为阴性）。

2. 如何获得造血干细胞

骨髓作为主要的造血器官并保持终身，造血干细胞最多的部位就是骨髓。淋巴瘤的治疗应用中干细胞移植有两种类型：自体干细胞移植和异基因干细胞移植。

（1）自体干细胞移植：顾名思义就是使用患者自己的干细胞，通常从外周血或患者自己的骨髓中收集，现在临床上基本上都是从外周血中分离获得，并在治疗期间将其输回患者体内。

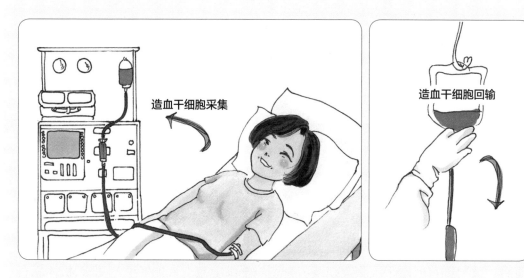

图 31　造血干细胞采集与回输

（2）异基因干细胞移植：使用供体（捐献者）的干细胞，目前临床上基本上也是从供体的外周血中分离获得。干细胞也可以从新生儿的脐带血、组织或者胎盘血液中收集。

3. 不同类型造血干细胞移植治疗淋巴瘤的优势和劣势

（1）自体造血干细胞移植：自体造血干细胞移植的本质是进行超大剂量的化疗 / 放化疗作为预处理，随后通过回输患者自己的干细胞支持自身的骨髓功能及免疫功能快速恢复，以缩短预处理方案后的不良反应期。自体干细胞移植的干细胞来自患者自身，不存在寻找供者的困难，移植后基本不存在移植物抗宿主的不良反应，感染、各个脏器功能损伤的程度较异基因造血干细胞移植也会低一点，因此相对来说治疗风险要低一些，经济花费也要少一些。但同样因为干细胞来源于患者本身，不同个体骨髓功能差异极大、前期的化疗会存在骨髓造血功能损伤问题，存在自体干细胞采集失败或者不足的可能。同时，因为自体造血干细胞移植本质上还是需要依靠预处理治疗的抗肿瘤作用实现治疗肿瘤的目的，因此如果是对化疗不甚敏感的淋巴瘤进行自体造血干细胞移植，复发的风险也会很高。

（2）异基因造血干细胞移植：异基因造血干细胞移植是在预处理化疗／放化疗后使用供体（捐献者）的干细胞支持患者骨髓功能恢复。因为存在 HLA 配型，异基因造血干细胞获得相对要更为艰难。异基因造血干细胞移植存在移植物抗宿主（GVHD）并发症，移植期间出现严重感染、脏器功能损伤的风险均高于自体干细胞移植，死亡风险也高于自体干细胞移植，经济花费也要更高。但因为异基因造血干细胞来自他人，这类干细胞输入到患者体内后可以产生移植物（即他人的干细胞）抗淋巴瘤作用（GVL），相较于自体造血干细胞移植而言，异基因造血干细胞移植成功后淋巴瘤复发风险低。

4. 自体造血干细胞移植可以用于何种淋巴瘤类型

（1）经典型套细胞淋巴瘤一线治疗后如达到完全缓解（CR）或者部分缓解（PR）的患者，建议进行自体造血干细胞移植作为巩固治疗；以下类型的淋巴瘤患者在一线治疗后如达到 CR/PR 也可考虑进行自体造血干细胞移植巩固治疗：高危初治弥漫大 B 细胞淋巴瘤患者（IPI 评分 4~5 分患者，原发中枢神经系统淋巴瘤，同时存在中枢和系统侵犯，存在双打击或者三打击的大 B 细胞淋巴瘤患者）；存在高危因素的成人伯基特淋巴瘤患者；部分淋巴母细胞淋巴瘤患者；IPI 评分 ≥2 分的外周 T 细胞淋巴瘤患者（除局限于上呼吸道消化道以及皮肤的 NK/T 细胞淋巴瘤鼻型）；原发上呼吸消化道和皮肤以外的 NK/T 细胞淋巴瘤或者进展期的 NK/T 细胞淋巴瘤鼻型患者。

（2）复发难治霍奇金淋巴瘤患者及复发难治弥漫大 B 细胞淋巴瘤患者推荐挽救治疗有效后进入自体造血干细胞移植；复发难治外周 T 细胞淋巴瘤患者、难治滤泡性淋巴瘤 1~2 级患者、难治边缘区淋巴瘤患者、复发难治转化惰性淋巴瘤患者在病情允许时也可考虑进行自体造血干细胞移植治疗。

5. 造血干细胞移植的过程

（1）自体造血干细胞移植：在确认患者适合进行后，自体造血干细胞移植包括以下几个步骤：

1）采集自体造血干细胞。

2）完成全部移植前化疗并评估肿瘤处于相对缓解状态，能达到完全缓解最佳，但并不做绝对要求。

3）完善心功能检查，确认身体各个部位无活动性感染，确认患者各个脏器功能。

4）正式进入移植仓完成预处理方案治疗，干细胞回输，等待干细胞归巢，骨髓功能及免疫功能重建，处理移植并发症。一般来说这个过程大约 3~4 周，不同患者的恢复状况会有不同。

5）出仓，移植 6~8 周后复查明确淋巴瘤缓解状况，再决定后续治疗。

（2）异基因造血干细胞移植：在确认患者符合异基因干细胞移植并且处于最佳时机后，包括以下步骤：

1）明确合适供者，HLA 配型确认。如有同胞供者，先完成同胞的 HLA 配型，首选同胞相合供者。若无全合同胞供者，进行其他亲缘移植供者如亲属父母、子女配型。决定是否需要非血缘供者。

2）确认身体各个部位无活动性感染，确认患者各个脏器功能。

3）供者查体。

4）移植前至少 10 天开始肠道准备、感染预防，包括预防真菌、卡氏肺孢菌、病毒等。同时进仓前完成剪发及准备物品。

5）正式进入移植仓完成预处理治疗，异基因造血干细胞输注（回输当天供者采集骨髓和／或外周血干细胞，不同中心存在差别），处理移植急性并发症，等待骨髓造血功能及免疫功能重建。

6）出仓后处理移植物抗宿主病及其他相关并发症。

7）定期复查随访，依据肿瘤缓解情况决定后续治疗。

6. 自体造血干细胞采集方法及过程

自体造血干细胞移植在淋巴瘤治疗中应用较为广泛，在自体干细胞移植的过程中，采集足够的干细胞是非常重要的一个环节。在进行自体干细胞采集之前，首先确认患者的淋巴瘤达到一个较好的缓解状态，换句话说肿瘤负荷应尽量小。其次需要确认患者骨髓中不存在淋巴瘤侵犯，一般临床上通过骨髓检查确认，并且骨髓检查也可以作为骨髓增生功能的一个判断。目前临床上常用的干细胞采集方法有以下几种：

（1）化疗后联合粒细胞集落刺激因子（G-CSF）动员：即在化疗后粒细胞降至最低点时给予动员剂量 G-CSF，待血象恢复时进行干细胞采集。这种方法的优点在于可以在采集干细胞之前进一步杀伤肿瘤，同时更有助于动员的干细胞达到峰值。缺点是因为化疗强度较大，粒细胞持续缺乏比较容易合并感染、血小板水平低下及贫血影响干细胞采集顺利进行，同时干细胞采集时间个体差异大、捕捉采集干细胞时机难度大。

（2）稳态动员：即不予化疗，单纯给予 G-CSF 的动员方法。这种方法常用于化疗周期完全结束后，在患者骨髓无抑制的状况下给予动员剂量的 G-CSF。这种方法的优点是采集干细胞时机固定、对患者骨髓功能要求相对宽松，缺点是耗时长，需要等待骨髓功能从前次化疗中恢复，在这个准备干细胞采集的过程中肿瘤有复发或进展的风险。

无论应用上述哪种干细胞动员方法，在动员效果不佳时，均可以考虑联合干细胞动员剂（CXCR4 可逆性的拮抗剂）增加干细胞采集成功率。尽管这种方法成功率较高，但动员剂价格昂贵，尚不作为临床上常规使用方法，一般作为采集干细胞失败的补救措施。

除此之外，干细胞采集受到的影响因素很多，包括年龄、性别、化疗方案、动员前的化疗次数、既往使用过的化疗药物及靶向药物等。一般而言，年龄越大、既往化疗次数越多的患者造血储备能力越差，外周血干细胞动员的效果也越差。

7. 预处理方案及选择

在淋巴瘤的治疗中，自体造血干细胞移植应用更为广泛，我们来简单列举临床上常用的自体干细胞移植的预处理方案。

（1）BEAM：卡莫司汀，依托泊苷，阿糖胞苷，马法兰。

（2）BEAC：卡莫司汀，依托泊苷，阿糖胞苷，环磷酰胺。

（3）CBV：卡莫司汀，环磷酰胺，依托泊苷。

（4）TBI/Cy：全身放射线照射，环磷酰胺。

（5）BCNU-thiotepa：卡莫司汀，塞替派。

其中 BEAM/BEAC/CBV 预处理方案可应用于绝大多数淋巴瘤患者自体干细胞移植，临床上可以根据既往患者的治疗方案、不良反应来进行选择。TBI/Cy 的预处理方案主要用于淋巴母细胞淋巴瘤和 NK/T 细胞淋巴瘤患者的自体干细胞移植。含有塞替派的 BCNU-thiotepa 方案主要用于原发中枢神经系统淋巴瘤患者的自体干细胞移植治疗。

8. 造血干细胞移植期间常见不良反应及患者注意事项

造血干细胞移植期间存在的不良反应和化疗期间的不良反应类似。但是由于干细胞移植的预处理方案的药物强度明显高于常规化疗，因此所有的治疗相关不良反应程度都会被放大，包括骨髓抑制持续时间长，感染及出血的风险会增加，胃肠道反应重，其他例如心脏功能损伤、肺功能损伤等也会出现。但大部分情况下的不良反应经过积极的治疗可以改善。

患者在移植期间需要注意：入仓前需要修剪头发，入仓时需要全身清洁，化疗期间因为胃肠道功能受损，因此建议患者清淡饮食、适当减少每一餐的量，保证饮水，每日要保持口腔、皮肤、肛周的清洁。可以在仓里看看电视、看看书、用手机放一些舒缓的音乐，尽量保持情绪稳定，放松心情，平稳度过在仓里的时光。

（五）细胞治疗

1. 什么是细胞治疗

细胞治疗是近些年兴起的疾病治疗新技术，是指对某些具有特定功能的细胞，采用生物工程方法进行特殊培养、体外扩增等处理，产生特异性功能强大的细胞，回输体内后，可以达到治疗疾病的目的。如果小分子和生物制品是工具，那么细胞就是生产工具并执行功能的武器。

健康的人都有健全的免疫系统，它时刻监测着肿瘤细胞的发生并及时予以清除。一旦免疫功能出了问题，就无法及时识别并消除肿瘤细胞，肿瘤细胞逃逸、增长，患者就可能会罹患恶性肿瘤疾病。如果能重新唤醒恶性肿瘤患者的免疫系统，或许就可以辅助抗肿瘤治疗，使恶性肿瘤得到控制。参与的免疫细胞种类较多，有吞噬细胞、自然杀伤细胞（NK细胞）、B/T淋巴细胞，其中T淋巴细胞行使细胞免疫作用。对肿瘤细胞的免疫监测和清除工作主要由T淋巴细胞承担。

对于肿瘤而言，目前的细胞治疗基本上算是免疫治疗的方法之一，是从患者血液中把有能力与肿瘤细胞战斗的免疫细胞取出，在实验室培养增加数量，或者进行改造，回输到体内后，再次恢复患者免疫的力量，或者杀伤肿瘤细胞的一种治疗方法。现在，细胞治疗已经成为除手术、化疗/靶向治疗、放疗以外的一种重要的肿瘤治疗方法，并且在实际临床工作中发挥了它的作用。T 淋巴细胞治疗是临床中应用最广泛的一种。

使用 T 淋巴细胞治疗肿瘤的设想基于两点，一是重新让 T 淋巴细胞能甄别出恶性肿瘤细胞，二是 T 淋巴细胞能恢复它的杀伤功能。20 世纪 50 年代科学家就已经开始进行相应的工作。例如从癌症患者的外周血中获取免疫细胞，在体外使用细胞因子刺激，然后进行体外培养扩增后回输给原患者，这种技术手段被命名为淋巴因子激活的杀伤细胞（lymphokine-activated killer cells，LAK）疗法。细胞因子诱导的杀伤细胞（cytokineinducedkiller，CIK）方法以及加强型的树突状细胞和淋巴细胞混合培养和回输（DC-CIK）方法也被用于各种类型的肿瘤，还有肿瘤浸润淋巴细胞（tumor infiltrating lymphocytes，TIL）的方法应用于临床。这些细胞治疗对于恶性肿瘤的识别能力和杀伤能力都不十分突出，目前在临床上应用的前景有限。CAR-T 细胞（chimeric antigen receptor T-cell）治疗是目前淋巴瘤所用细胞治疗中最有效的一种技术方法。

2. CAR-T 细胞治疗的发展

科学家对 T 细胞进行改造，使其可以识别肿瘤细胞表面的特定分子，可以直接对肿瘤细胞发起攻击。通过分子生物学手段，从基因水平来改造 T 细胞，一次性解决 T 细胞识别肿瘤细胞并激活其自身功能的问题。具体的方法是通过人工设计全新的基因工程分子，即嵌合性抗原受体（chimeric antigen receptor，CAR），将编码抗原受体分子的基因通过载体转入 T 细胞，使 T 细胞表达可以结合肿瘤细胞特异性抗原的受体，在细胞外的部分用于识别肿瘤细胞的特异抗原；另一部分在 T 细胞之内，可以在细胞外部分结合肿瘤细胞之后产生足够的分子信号，刺激 T 细胞扩增并增强其杀伤能力。这就是目前在临床上应用很广泛的 CAR-T 细胞技术。经过这么多年的研究，迄今为止，CAR-T 细胞治疗已经更新了四代，每一代的变化都使得 CAR-T 细胞对肿瘤的浸润能力更强、对来自肿瘤微环境的抑制作用减弱，以便更好地发挥抗肿瘤的功效。

3. CAR-T 细胞在淋巴瘤中抗原靶点的设置

B 系急性淋巴细胞白血病（ALL）和 B 细胞淋巴瘤表面都有 B 细胞的特异性蛋白 CD19 稳定表达，该蛋白不在其他任何非 B 系的细胞中表达。

这使得 CD19 成为 CAR-T 细胞理想的靶点。CD19+CART 细胞技术已经在这两大类疾病中有 10 年时间的应用，目前 CAR-T 细胞治疗复发难治 B-ALL 和 B 细胞淋巴瘤已经被写进了很多临床治疗指南，并且部分产品在欧美国家已经作为一种成熟的商品或者技术被药监局批准用于临床。

除了 CD19，CD20 也可作为 CAR-T 细胞技术治疗 B 细胞淋巴瘤的靶点，CD30 可以作为 CAR-T 细胞技术治疗经典霍奇金淋巴瘤的靶点。其他如 CD22、ROR1、CD123、CD33、LeY、CD138 都在临床上有所应用，CAR-T 细胞治疗多发性骨髓瘤在临床上也有很多成功的报道。

4. CAR-T 细胞治疗淋巴瘤的临床应用及疗效

（1）在淋巴瘤中，CAR-T 细胞目前主要用于复发难治 B 细胞淋巴瘤的治疗，包括弥漫大 B 细胞淋巴瘤、套细胞淋巴瘤、滤泡性淋巴瘤、慢性淋巴细胞白血病 / 小淋巴细胞淋巴瘤、边缘区淋巴瘤等。在复发难治的经典霍奇金淋巴瘤中也可尝试。

（2）CAR-T 细胞治疗的过程如下：

1）选择合适的淋巴瘤患者，从淋巴瘤患者外周血中分离纯化出自身 T 细胞。

2）利用基因工程将能特异识别肿瘤细胞的 CAR 结构转入 T 细胞。

3）体外培养，大量扩增 CAR-T 细胞至治疗所需剂量，一般为 10^6~10^8/kg 级别（根据患者体重和治疗周期决定）。

4）清除淋巴细胞化疗，随后回输 CAR-T 细胞至患者体内。

5）观察疗效并严密监测不良反应。

（3）目前国内的 CAR-T 细胞治疗主要还处于临床研究阶段，从国内外的文献报道来看，大部分的 CAR-T 细胞技术治疗复发难治 B 细胞淋巴瘤，总有效率都可以达到 60% 以上，对于滤泡性淋巴瘤患者，甚至可以达到 80% 以上。但是如何能维持更长的缓解时间，甚至是使得复发难治淋巴瘤患者因此而治愈，是临床医生和基础研究的科学家们希望达到的目标。

5. CAR-T 细胞治疗的不良反应及处理

CAR-T 细胞治疗并不是一个只有高获益、没有特别风险的治疗。在 CAR-T 细胞治疗过程中会出现多种不良反应，包括细胞因子释放综合征（cytokine release syndrome，CRS，又被称为细胞因子风暴）、神经系统毒性、肿瘤溶解综合征、血细胞减少、感染、低免疫球蛋白血症及乙肝病毒激活等。这些毒性和不良反应如能得到及时和正确的治疗，绝大多数是可逆的。

（1）细胞因子释放综合征（CRS）：在 CAR-T 细胞完成输注后，T 淋巴细胞被激活并快速增殖，引起细胞因子（包括 IL-1，IL-6，TNF 以及 IFN 等）的过度级联释放。而这些细胞因子会介导多种免疫反应，引起患者发热、肌痛、低血压、呼吸困难、凝血障碍、终末器官功能障碍等临床表现。换句话说，CRS 是免疫细胞在 CAR-T 治疗过程中爆发性地分泌大量的细胞因子造成的非特异性炎症反应。同时 CAR-T 细胞回输后，因为 CAR-T 细胞的快速扩增并释放大量的细胞因子，可以杀伤靶细胞。也就是说 CAR-T 诱发细胞因子释放是不可避免的。CRS 导致的一系列临床表现往往错综复杂，变化多端，进展迅速，只能通过检测血液中细胞因子水平，密切观察患者临床表现，根据实际情况及时应对，尽量减轻患者的症状。

（2）神经系统不良反应：包括精神错乱、谵妄、表达性失语、迟钝、肌痉挛、癫痫发作等。CAR-T 相关神经毒性的确切机制尚未完全明确，出现神经毒性的可能原因包括细胞因子水平升高、CAR-T 细胞对中枢神经系统的直接作用、中枢神经系统内皮细胞活化等。在临床中，CRS 和神经毒性不应该被认为是两个完全不相关的不良事件，神经毒性的严重程度主要和 CRS 的严重程度有关，两者都与 CAR-T 细胞扩增相关。肿瘤负荷大也是发生 CRS 的风险因素之一。

其他 CAR-T 细胞治疗相关的不良反应包括脱靶效应、肿瘤溶解综合征、过敏反应等。在进行 CAR-T 细胞治疗之前，临床医生会对肿瘤本身及患者一般情况进行全面评估。

对于肿瘤负荷较大的患者，要水化、碱化以减少发生肿瘤溶解综合征的概率；输注 CAR-T 细胞前可给予预处理以减少输注反应；输注 CAR-T 细胞后一般需住院观察，并进行密切的血流动力学、生命体征、血常规、肝肾功能、电解质、细胞因子监测，每日评估体内炎症反应状况，及时给予相应处理。

对于 CRS 和神经毒性等不良反应的用药主要包括：非甾体类抗炎药、类固醇激素和 IL-6 受体抑制剂等。其他如粒细胞缺乏症、感染等按照临床常规处理即可。做好充分的对症支持治疗，以确保心肺、肝肾功能的正常，保持电解质平衡，维持患者正常的生命体征。

6. CAR-T 细胞治疗的未来和挑战

CAR-T 细胞治疗技术在美国已经被美国食品药品监督管理局（FDA）批准作为一个医疗产品用于复发难治 B 细胞淋巴瘤的治疗，目前国内的 CAR-T 细胞治疗绝大多数都是在临床试验阶段。虽然 CAR-T 细胞治疗保持着较高的有效率，但 CAR-T 细胞治疗也存在很多挑战，既有技术层面的难度，也有临床应用方面的实际困难。

（1）如何筛选敏感患者：举个例子，几乎所有 B 细胞淋巴瘤细胞都表达 CD19，但并不是所有"CD19+ 的复发难治 B 细胞淋巴瘤"对于"CD19+CAR-T 细胞治疗"都有效，需要进一步研究找到 CAR-T 细胞治疗敏感人群。

（2）如何对患者的预后及副作用进行预测：在 CAR-T 细胞治疗期间所有患者都要监测细胞因子并分析，但迄今为止临床上还无法确切预测什么样的患者在治疗中会有严重的 CRS 或神经毒性，也无法进行有针对的预防性治疗以降低风险。

（3）如何对 CAR-T 技术进行改进，以增强 CAR-T 细胞在患者体内的持续性和活力：这也是目前研究的重点之一，但是在增强 CAR-T 细胞在患者体内的持续性同时又令其不能无限制地存在也是个难题，如在 CAR-T 细胞内设置好细胞凋亡的时间，而不是放任 CAR-T 细胞在体内持续扩增，在保证疗效的同时也不会增加不良反应。

（4）如何开拓新的靶点以及适应证：目前 CAR-T 细胞治疗在淋巴瘤中主要还是用于治疗复发难治 B 细胞淋巴瘤，最常用的靶点就是 CD19，目前还有 CD20，CD22 等，其他如 CD79b，或者一些小分子药物所对应的靶点会不会也成为 CART 细胞技术的研究方向，尚不得知。单一的靶点可能会存在丢失或变异的情况，双靶点的 CAR-T 细胞技术或许可以降低这种风险的发生率，使得 CAR-T 细胞治疗的疗效更为确定。

（5）如何进一步改进 CAR-T 生产工艺以降低成本和价格：目前已经上市的 CAR-T 细胞治疗，即便是在发达的欧美国家，对患者来说也是一笔高昂的治疗费用。如何在保证 CAR-T 细胞质量的前提下减少成本，是所有人都关注的问题。

（6）如何利用 CAR-T 细胞治疗的高有效率进一步提高淋巴瘤患者的治愈率：CAR-T 细胞治疗除了作为一种独立的治疗手段，还有可能作为其他抗肿瘤治疗方案的"合作伙伴"或"桥梁纽带"。如何和现有的诸如免疫检查点抑制剂、BTK 抑制剂联合，CAR-T 细胞治疗是否需要进行自体干细胞移植和结合进行，何时进行，这都是临床应用中需要实际解决的问题。

（六）B 细胞淋巴瘤的治疗

1. B 细胞淋巴瘤的常见类型

淋巴瘤按照大的分类可以分为非霍奇金淋巴瘤和霍奇金淋巴瘤两大类。非霍奇金淋巴瘤按照不同淋巴细胞来源又可以分为 B 细胞淋巴瘤和 T/NK 细胞淋巴瘤，在中国，B 细胞淋巴瘤可以占到非霍奇金淋巴瘤的 75%~80%，是最常见的一大类淋巴瘤类型。

B 细胞淋巴瘤可以分为前体 B 细胞淋巴瘤和成熟 B 细胞淋巴瘤，其中前体 B 细胞淋巴瘤在临床中最常见的类型是 B 淋巴母细胞白血病 / 淋巴瘤（B-LBL）。成熟 B 细胞淋巴瘤最常见的类型是弥漫大 B 细胞淋巴瘤（DLBCL），占整体非霍奇金淋巴瘤的 35%~40%，DLBCL 中又包括 DLBCL 非特指型、原发纵隔大 B 细胞淋巴瘤，原发中枢神经系统 DLBCL 以及浆母细胞淋巴瘤等；排名第二的是滤泡性淋巴瘤（FL），占整体非霍奇金淋巴瘤的 20% 左右，可以分为 1 级，2 级和 3 级。1~2 级归属于惰性淋巴瘤范畴，3 级治疗原则等同于 DLBCL。其他相对常见的 B 细胞淋巴瘤还包括：边缘区淋巴瘤（MZL），慢性淋巴细胞白血病 / 小细胞淋巴瘤（CLL/SLL），套细胞淋巴瘤（MCL），淋巴浆细胞淋巴瘤 / 华氏巨球蛋白血症（LPL/WM）等。

2. 常见 B 细胞淋巴瘤的治疗原则

B 细胞淋巴瘤患者，在明确诊断后、开始治疗前，需要先完善各项检查以明确分期及危险因素。血液学检查，病灶部位的 CT/ 超声 /MRI，或者全身 PET/CT，骨髓穿刺 + 涂片 + 活检，病变位于鼻咽 / 胃肠道 / 气管 / 肺的患者需要进行内镜检查，部分患者需要进行腰穿及脑脊液检查。治疗前还需要完成脏器功能的评估。

检查完成后，根据患者的病情、预后因素、身体状况来确定治疗方案。预后模型在不同类型 B 细胞淋巴瘤有些许的差别，但总体包括的临床因素有年龄、体力状况、乳酸脱氢酶（LDH）水平、分期、白细胞水平、侵及淋巴结区个数、病灶大小以及骨髓是否受侵犯等。IPI 评分是非霍奇金淋巴瘤最常用的预后模型。除此以外，病理分型以及一些分子遗传学因素可以作为预后因子，例如高级别 B 细胞淋巴瘤中的双打击（C-MYC 和 BCL-2/BCL-6 存在断裂重排）或者三打击（C-MYC 和 BCL-2 以及 BCL-6 存在断裂重排）。虽然目前有很多靶向药物、小分子药物可用于治疗淋巴瘤，但是对于绝大部分 B 细胞淋巴瘤来说，主要的治疗方案都是以化疗为主，同时可以联合靶向治疗。

（1）弥漫大 B 细胞淋巴瘤

1）对于初治患者，在不存在禁忌证的情况下，不管分期如何，都应该进行"化疗 ± 靶向治疗"，不同的弥漫大 B 细胞淋巴瘤亚型，选择的一线方案可能会有不同；放疗可用于不能耐受化疗的患者，化疗后有局部病灶残留的患者；手术用于存在急症的患者，例如胃肠道穿孔、出血或者梗阻的患者，对于病变局限的肠道淋巴瘤患者，在没有禁忌的情况下，可以考虑先进行手术，后续再进行全身治疗。发病部位特殊（例如存在肾、肾上腺、睾丸、乳腺侵犯）或者 IPI 评分 4 分及以上患者需要在治疗期间进行中枢预防，中枢预防的策略包括鞘内化疗和静脉大剂量甲氨蝶呤。对于某些高危患者，一线治疗后还需要考虑进行干细胞移植巩固。

2）对于复发难治弥漫大 B 细胞淋巴瘤患者，年轻身体状况好的，在挽救治疗有效的情况下首先考虑进行自体干细胞移植。如果无法进行自体干细胞移植，则根据患者临床病情和身体状况选择方案，包括 CAR-T 细胞治疗、靶向治疗、化疗、局部放疗，甚至手术。

（2）滤泡性淋巴瘤

1）初治滤泡性淋巴瘤 3 级和滤泡性淋巴瘤伴有转化大 B 细胞淋巴瘤患者按照弥漫大 B 细胞淋巴瘤治疗原则进行治疗。滤泡性淋巴瘤 1~2 级属于惰性淋巴瘤范畴，对于初治患者，如分期为I~Ⅱ期，病变连续且最大病灶≤7cm 的状况下可以考虑进行局部放疗；如为Ⅲ~Ⅳ期或者是I~Ⅱ期不符合局部放疗适应证的患者，则要看患者是否有需要治疗的适应证，包括：患者是否存在不适症状、是否有治疗意愿、是否存在合适的临床研究、是否存在脏器功能损伤、疾病发展速度、肿瘤负荷大小。如果没有上述适应证，则患者可以先在门诊随诊，定期复查。存在适应证需要进行治疗的患者可以选择单纯靶向治疗，化疗联合靶向治疗，或者小分子药物联合靶向治疗，高肿瘤负荷患者，在诱导化疗有效的情况下可以进行单药 CD20 单抗维持治疗（这其中包括滤泡性淋巴瘤 3a 级患者）。具体用药方案根据患者的年龄、身体状况来定。

2）复发难治的患者，首先应该重新取病理确认是否存在病理学转化，如已发生病理学转化，治疗原则同复发难治弥漫大 B 细胞淋巴瘤。如没有发生病理学转化，一线治疗缓解持续时间大于 2 年的患者，可以再选择原来的方案，如选择其他化疗、靶向治疗或者入组临床研究；一线治疗缓解时间小于 2 年的患者，年轻身体状况好的情况下可以考虑挽救治疗后再进行自体干细胞移植，对于无法进行干细胞移植的患者，可以选择和既往治疗无交叉耐药的方案，也可以入组合适的临床研究。

（3）套细胞淋巴瘤：初治经典套细胞淋巴瘤，局限的 I 期患者，可以选择"化疗 ± 靶向治疗"，联合局部放疗；II~IV 期患者，年轻体力状况好的，诱导化疗（建议包含大剂量阿糖胞苷）有效的情况下后续进行自体干细胞移植巩固；年老或者体力状况差的患者，可以选择"化疗 + 靶向治疗"，或者"小分子药物 + 靶向治疗"，合适的患者进行利妥昔单抗维持治疗。初治套细胞淋巴瘤母细胞亚型患者，属于预后差的类型，存在高危复发风险，目前无标准一线治疗，首先推荐入组临床研究，或者是化疗联合靶向治疗后进行干细胞移植巩固，治疗期间需要进行中枢预防。对于复发难治患者，可以选择小分子药物、化疗或者入组临床研究。

（4）边缘区淋巴瘤：边缘区淋巴瘤包括黏膜相关淋巴组织淋巴瘤（结外边缘区淋巴瘤）、脾边缘区淋巴瘤和结边缘区淋巴瘤三种亚型。初诊时存在大 B 细胞转化的患者治疗原则等同于弥漫大 B 细胞淋巴瘤。除此以外，临床上对边缘区淋巴瘤的治疗按照分型考虑如下：

1）黏膜相关淋巴组织淋巴瘤（MALT）：初治 MALT 分为胃和非胃两种类型，对于胃 MALT，局限在黏膜层 I 期，且存在幽门螺杆菌（HP）感染的患者，可以单纯给予规范抗 HP 治疗；HP 阴性的患者可以考虑局部放疗或者单药 CD20 单抗治疗，单纯抗 HP 治疗的有效率仅有 10% 左右。非胃来源 MALT 患者，局限 I~II 期，可以首先选择局部放疗。如果是已经手术完整切除的局限 I~II 期患者，手术边缘病理阴性可进行随访观察，暂时不进行其他治疗，如果手术边缘病理阳性可以考虑进行局部放疗。不符合放疗条件的患者可以考虑进行单药 CD20 单抗治疗。分期为 IV 期的 MALT 患者，治疗原则类似于滤泡性淋巴瘤 1~2 级。

2）结边缘区淋巴瘤：治疗原则类似于滤泡性淋巴瘤 1~2 级。

3）脾边缘区淋巴瘤：没有血象异常且无脾大，无症状患者，可以先随诊，定期复查。存在脾大的患者，如果丙肝病毒阳性，且需要治疗，则先请传染科专家进行抗丙肝病毒治疗；如果是不需要治疗的丙肝病毒感染或者丙肝病毒为阴性，对于因为脾大脾功能亢进导致三系异常的患者，如 CD20 单抗治疗效果不佳，可考虑进行脾切除治疗。

特别说明：对于诸如滤泡性淋巴瘤 1~2 级，边缘区淋巴瘤以及慢性淋巴细胞白血病 / 小淋巴细胞淋巴瘤这些惰性淋巴瘤患者，如无治疗指征，请一定要在肿瘤内科或者血液科定期复查，一般 3~6 个月一次，监测病情变化，出现不适及时处理。

3. B 细胞淋巴瘤常用治疗方案

R-CHOP：利妥昔单抗（R）、环磷酰胺（CTX）、多柔比星（ADM）、长春新碱（VCR）、醋酸泼尼松（PDN）。

R-COP：利妥昔单抗（R）、环磷酰胺（CTX）、长春新碱（VCR）、醋酸泼尼松（PDN）。

R-DA-EPOCH：利妥昔单抗（R）、环磷酰胺（CTX）、多柔比星（ADM）、长春新碱（VCR）、依托泊苷（VP-16）、醋酸泼尼松（PDN）。

R-FC：利妥昔单抗（R）、氟达拉滨（F）、环磷酰胺（C）。

R-hyperCVAD/MA：利妥昔单抗（R）、环磷酰胺（CTX）、多柔比星（ADM）、长春新碱（VCR）、醋酸泼尼松（PDN）/ 甲氨蝶呤（MTX）、阿糖胞苷（Ara-C）。

VR-CAP：利妥昔单抗（R）、环磷酰胺（CTX）、多柔比星（ADM）、硼替佐米（Velcade）、醋酸泼尼松（PDN）。

BFM-90：由 VDLP 长春新碱（VCR）、左旋门冬酰胺酶（L-ASP）/ 培门冬酶（Peg-ASP）、柔红霉素（Daunorubicin）、醋酸泼尼松（PDN）；CAT：环磷酰胺（CTX）、阿糖胞苷（Ara-c）、6- 巯基嘌呤（6-MP）；甲氨蝶呤（MTX）、6- 巯基嘌呤（6-MP）及维持治疗组成。

R2：利妥昔单抗（R）、来那度胺（R）。

RB：利妥昔单抗（R）、苯达莫司汀（Ben）。

R-MT：利妥昔单抗（R）、甲氨蝶呤（MTX）、替莫唑胺（TMZ）。

DICE：地塞米松（Dex）、顺铂（DDP）、依托泊苷（VP-16）、异环磷酰胺（IFO）。

GDP：吉西他滨（GEM）、顺铂（DDP）、地塞米松（Dex）。

GEMOX：吉西他滨（GEM）、奥沙利铂（OXA）。

ICE：卡铂（CBP）、异环磷酰胺（IFO）、依托泊苷（VP-16）。

DHAP：顺铂（DDP）、阿糖胞苷（Ara-c）、地塞米松（Dex）。

BTK 抑制剂、Bcl-2 抑制剂、PI3K 抑制剂。

CAR-T 细胞治疗。

特别说明：

（1）初治患者：CHOP 方案常用于弥漫大 B 细胞淋巴瘤、滤泡性淋巴瘤、边缘区淋巴瘤、高级别 B 细胞淋巴瘤、套细胞淋巴瘤；DA-EPOCH 可以用于原发纵隔大 B 细胞淋巴瘤，伴有基因学异常的高级别 B 细胞淋巴瘤；MT 方案用于原发中枢神经系统淋巴瘤；COP 方案多用于滤泡性淋巴瘤、边缘区淋巴瘤；FC 方案用于慢性淋巴细胞白血病 / 小淋巴细胞淋巴瘤；VR-CAP 用于套细胞淋巴瘤；hyperCVAD/MA 可用于套细胞淋巴瘤、淋巴母细胞淋巴瘤；来那度胺可用于滤泡性淋巴瘤、套细胞淋巴瘤、边缘区淋巴瘤、慢性淋巴细胞白血病 / 小淋巴细胞淋巴瘤；苯达莫司汀多用于滤泡性淋巴瘤、套细胞淋巴瘤、边缘区淋巴瘤、慢性淋巴细胞白血病 / 小淋巴细胞淋巴瘤等；BFM-90 主要用于淋巴母细胞淋巴瘤。对于伴 del（17p）/TP53 突变的慢性淋巴细胞白血病 / 小淋巴细胞淋巴瘤患者，BTK 抑制剂也可以作为一线治疗选择。

（2）复发难治患者：DICE、GDP、GEMOX、ICE、DHAP 方案为复发难治淋巴瘤常用治疗选择。对于惰性淋巴瘤和套细胞淋巴瘤来说，R2 方案、R-CHOP 及 RB 方案可以互为挽救治疗方案。CAR-T 细胞治疗可以用于几乎所有的复发难治 B 细胞淋巴瘤。BTK 抑制剂首先推荐用于复发难治套细胞淋巴瘤、慢性淋巴细胞白血病 / 小淋巴细胞淋巴瘤、淋巴浆细胞淋巴瘤 / 华氏巨球蛋白血症、边缘区淋巴瘤，也可用于弥漫大 B 细胞淋巴瘤。Bcl-2 抑制剂可以用于复发难治套细胞淋巴瘤、慢性淋巴细胞白血病 / 小淋巴细胞淋巴瘤以及弥漫大 B 细胞淋巴瘤；PI3K 抑制剂多用于复发难治套细胞淋巴瘤和滤泡淋巴瘤，以及慢性淋巴细胞白血病 / 小淋巴细胞淋巴瘤。

（3）对于 B 细胞淋巴瘤患者来说，免疫组化提示 CD20 阳性的情况下可以在化疗基础上联合使用 CD20 单抗。

4. B 细胞淋巴瘤的治疗预后

淋巴瘤根据临床和病理特征可以分为惰性淋巴瘤和侵袭性淋巴瘤。

（1）侵袭性淋巴瘤，是属于可能治愈的类型，包括：弥漫大 B 细胞淋巴瘤（10 年总生存率可以达到 50%）、高级别 B 细胞淋巴瘤、B 淋巴母细胞淋巴瘤、伯基特淋巴瘤以及特征介于弥漫大 B 细胞淋巴瘤和经典型霍奇金淋巴瘤之间的未分类 B 细胞淋巴瘤。

（2）惰性淋巴瘤，除了少数 I 期滤泡性淋巴瘤 1~2 级和 I 期结外边缘区淋巴瘤，其他都属于不可治愈淋巴瘤类型，包括：滤泡性淋巴瘤（10 年总生存率为 60%~70%）、边缘区淋巴瘤、淋巴浆细胞淋巴瘤 / 华氏巨球蛋白血症、慢性淋巴细胞白血病 / 小淋巴细胞淋巴瘤等。套细胞淋巴瘤（5 年总生存率为 50% 左右）也属于不可治愈的淋巴瘤类型。对于这部分患者，临床上的主要目标是通过各种治疗方案使得患者生存期尽量延长。

注：这里提到的生存数据均来自北京大学肿瘤医院淋巴瘤科。

5. B 细胞淋巴瘤治疗期间常见不良反应

（1）化疗药物，也就是细胞毒药物，在杀伤肿瘤细胞的同时，对于全身的器官组织都有不同程度的损伤，包括脱发、骨髓抑制、胃肠道反应、肝肾功能损伤、心肺损伤、生殖功能损伤、神经系统损伤、皮肤黏膜损伤等。化疗期间还可能会因为肿瘤细胞迅速崩解坏死，而出现肿瘤溶解综合征，因为白细胞减低、免疫功能下降而出现感染，因为血小板低存在出血风险，因为肝功能异常导致凝血功能异常。有些化疗药物例如左旋门冬酰胺酶还会存在过敏反应。其他不良反应包括血栓形成、血脂异常、血糖异常等。

（2）抗体常见的不良反应包括：输液 / 过敏反应，肺炎、乙型肝炎病毒再激活，血象异常，细胞因子释放综合征等。

（3）小分子靶向药物常见的不良反应包括：皮疹，肌肉 / 骨骼疼痛，肺炎，消化道反应，肝肾功能损伤，心脏损伤，血压、血糖异常，感染等。

（七）T/NK 细胞淋巴瘤的治疗

1. T/NK 细胞淋巴瘤的常见类型

T/NK 细胞淋巴瘤属于非霍奇金淋巴瘤的另一大分类，在国内大约占非霍奇金淋巴瘤的 20%，较西方国家占比要高。依照国内的病理学家统计，在中国，最常见的 T/NK 细胞淋巴瘤类型是结外 NK/T 细胞淋巴瘤鼻型，其他常见类型包括血管免疫母细胞 T 细胞淋巴瘤、外周 T 细胞淋巴瘤非特指型、系统间变大细胞淋巴瘤（ALK- 和 ALK+）、肠病相关 T 细胞淋巴瘤、蕈样霉菌病、T 淋巴母细胞白血病 / 淋巴瘤等。

2. 常见 T/NK 细胞淋巴瘤的治疗原则

和 B 细胞淋巴瘤相比，可以用于 T/NK 细胞淋巴瘤的靶向或者小分子药物相对较少，就目前临床实际而言，化疗仍然是 T/NK 细胞淋巴瘤的主要治疗手段，部分亚型在治疗缓解后可选择进入自体造血干细胞移植巩固治疗。在治疗之前，也需要完善实验室检查及影像学检查，评估患者疾病分期、肿瘤负荷、脏器功能和预后风险因素。T/NK 细胞淋巴瘤的预后因素和 B 细胞淋巴瘤类似。结外 NK/T 细胞淋巴瘤鼻型的预后因素还包括外周血 EB 病毒的 DNA 拷贝数。

（1）结外 NK/T 细胞淋巴瘤鼻型：可以按照发病所在解剖区域划分为原发上呼吸消化道的结外 NK/T 细胞淋巴瘤，和原发于上呼吸消化道以外的结外 NK/T 细胞淋巴瘤。上呼吸道消化道包括：鼻腔、鼻咽、口腔、口咽和下咽。Ⅰ~Ⅱ期的原发上呼吸消化道和皮肤的结外 NK/T 细胞淋巴瘤患者，是可能被治愈的，临床上建议化疗联合局部放疗，淋巴瘤是全身性疾病，因此一般还是把化疗放在开始进行，放疗可以在随后进行；Ⅲ~Ⅳ期原发上呼吸消化道和皮肤的结外 NK/T 细胞淋巴瘤，或者是任何分期的其他部位原发的结外 NK/T 细胞淋巴瘤，均以全身化疗为主，治疗有效的情况下可进行干细胞移植巩固治疗。针对复发难治 NK/T 细胞淋巴瘤，目前没有很好的挽救治疗方案可作为选择，推荐入组临床研究，或者使用新药联合化疗。结外 NK/T 细胞淋巴瘤鼻型并没有固定推荐的一线化疗方案，建议初治患者选择化疗方案需要包含左旋门冬酰胺酶 / 培门冬酶这种药物。

（2）血管免疫母细胞 T 细胞淋巴瘤：这种类型的 T 细胞淋巴瘤发病时Ⅲ~Ⅳ期更为多见，多表现为浅表及深部多处淋巴结肿大，同时常见合并有全身症状，包括皮疹、发热等，很容易出现感染及免疫性贫血 / 血小板减少。目前对于血管免疫母细胞 T 细胞淋巴瘤没有统一的一线治疗方案，选择 CHOP/CHOPE 均可以。

（3）系统间变大细胞淋巴瘤：相对而言，ALK+ 间变大细胞淋巴瘤较 ALK- 间变大细胞淋巴瘤预后要好。Ⅰ~Ⅱ期 ALK+ 间变大细胞淋巴瘤可以进行单纯化疗或者化疗联合局部放疗，Ⅲ~Ⅳ期 ALK+ 间变大细胞淋巴瘤的治疗以全身化疗为主。ALK- 间变大细胞淋巴瘤治疗以全身化疗为主。

（4）外周 T 细胞淋巴瘤非特指型：在欧美国家相对更为常见。不管分期如何，治疗均以全身化疗为主。

（5）T 淋巴母细胞白血病 / 淋巴瘤：占淋巴母细胞白血病 / 淋巴瘤的 90% 左右，如骨髓浸润大于 25%，则为白血病状态。该类型为高度侵袭性淋巴瘤，治疗原则等同于急性淋巴细胞白血病。推荐化疗方案在指南中没有统一。BFM-90、HyperCVAD/MA 均可作为治疗选择，同时在整体治疗期间要有中枢预防部分，患者需要规律进行腰椎穿刺及鞘内化疗，方案需要包含维持治疗部分。T 淋巴母细胞白血病 / 淋巴瘤患者是否一定要进行干细胞移植，选择何种干细胞移植方式目前并没有定论，临床上需要结合患者的病情、骨髓侵犯状况、身体条件做综合判断。

3. T/NK 细胞淋巴瘤常用治疗方案

T/NK 细胞淋巴瘤的很多常用化疗方案和 B 细胞淋巴瘤是相同的，这里不再做详细标注。

CHOP/CHOPE：环磷酰胺（CTX）、多柔比星（ADM）、长春新碱（VCR）、醋酸泼尼松（PDN）、依托泊苷（VP-16）；

COEP-L：环磷酰胺（CTX）、长春新碱（VCR）、醋酸泼尼松（PDN）、依托泊苷（VP-16）、左旋门冬酰胺酶（L-ASP）/ 培门冬酶（PEG-ASP）；

GEMOX-L：吉西他滨（GEM）、奥沙利铂（OXA）、左旋门冬酰胺酶（L-ASP）/ 培门冬酶（PEG-ASP）；

GDP-L：吉西他滨（GEM）、顺铂（DDP）、地塞米松（Dex）、左旋门冬酰胺酶（L-ASP）/ 培门冬酶（PEG-ASP）；

BFM-90；

DICE/ICE/GDP/DHAP/GEMOX；

组蛋白去乙酰化酶抑制剂（HDACi）：西达本胺等；

PD-1/PD-L1 抗体；

CD30 抗体 -MMAE：维布妥昔单抗；

ALK 小分子抑制剂：克唑替尼；

特别说明：

（1）CHOP/CHOPE 方案多用于初治血管免疫母细胞 T 细胞淋巴瘤、外周 T 细胞淋巴瘤非特指型、系统间变大细胞淋巴瘤，以及其他成熟外周 T 细胞淋巴瘤。ALK- 的系统间变大细胞淋巴瘤患者，存在高危因素的情况下一线也可以选择"维布妥昔单抗 +CHP"（维布妥昔单抗、环磷酰胺、多柔比星、泼尼松）方案。含有左旋门冬酰胺酶（L-ASP）/ 培门冬酶（PEG-ASP）的 COEP-L、GEMOX-L、GDP-L 方案均可用于结外 NK/T 细胞淋巴瘤患者的一线治疗。BFM-90 可用于 T 淋巴母细胞白血病 / 淋巴瘤的一线治疗。

（2）对于复发难治 T/NK 细胞淋巴瘤来说，DICE、ICE、GDP、DHAP、GEMOX 均可以作为治疗选择，但总体而言疗效不佳，患者仍然可以考虑进行干细胞移植治疗巩固。可用于 T/NK 细胞淋巴瘤的小分子药物、靶向药物较少，临床上应用比较广泛的是组蛋白去乙酰化酶抑制剂（HDACi）和维布妥昔单抗（CD30 单抗 -MMAE）。克唑替尼可用于复发难治 ALK+ 间变大细胞淋巴瘤。PD-1/PD-L1 抗体属于免疫检查点抑制剂，单药在复发难治的 T/NK 细胞淋巴瘤中疗效有限，建议可与化疗药物或者其他小分子药物如组蛋白去乙酰化酶抑制剂联合。入组临床研究对于复发难治患者也是一个比较好的选择。

4. T/NK 细胞淋巴瘤的治疗预后

在所有类型 T/NK 细胞淋巴瘤中，预后最好的是 ALK+ 间变大细胞淋巴瘤，北京大学肿瘤医院统计数据显示总体患者 5 年总生存率为 79%，和国外报道类似，Ⅰ~Ⅱ期原发上呼吸道消化道结外 NK/T 细胞淋巴瘤的 5 年总生存率为 75% 左右。病变局限的蕈样霉菌病预后相对也较好。外周 T 细胞淋巴瘤非特指型和血管免疫母细胞 T 细胞淋巴瘤的 5 年生存率仅在 30% 左右。肝脾 T 细胞淋巴瘤、肠病相关 T 细胞淋巴瘤发生率低，预后更差。

注：这里提到的生存数据均来自北京大学肿瘤医院淋巴瘤科。

5. T细胞淋巴瘤治疗期间常见不良反应

（1）化疗的常见不良反应不予赘述，和B细胞淋巴瘤患者化疗的不良反应没有差别。

（2）靶向治疗药物：T细胞淋巴瘤中具有一定疗效的靶向药物并不多，其主要类型和不良反应如下：

1）维布妥昔单抗：这是一种抗体偶联药物，主要不良反应包括骨髓抑制、神经毒性、感染、肺炎、胃肠道反应、肌肉骨骼痛等。

2）PD-1/PD-L1抗体：属于免疫检查点抑制剂，在药物应用过程中出现的不良反应称为免疫相关副作用（irAES），可以累及全身所有的脏器、系统。例如免疫相关性肺炎、甲状腺功能异常、结膜炎、皮疹等。

3）小分子靶向药物：T细胞淋巴瘤在国内已获批上市的小分子靶向药物也较为有限：①组蛋白去乙酰化酶抑制剂（HDACi）：西达本胺是国内原研的HDACi，常见不良反应包括骨髓抑制、肝功能损伤、胃肠道反应等；②ALK小分子抑制剂：如克唑替尼，不良反应包括肝功能异常、视觉效应（视力模糊、重影、闪光）、神经毒性、水肿、胃肠道反应以及皮疹等。

（八）霍奇金淋巴瘤的治疗

1. 霍奇金淋巴瘤真的可以治愈吗

霍奇金淋巴瘤是淋巴瘤的一种独特类型，为青年人中最常见的恶性肿瘤之一。霍奇金淋巴瘤可分为经典霍奇金淋巴瘤和结节性淋巴细胞为主型两种亚型，最常见的是经典霍奇金淋巴瘤。而经典霍奇金淋巴瘤又可分为四种组织学类型：富于淋巴细胞型、结节硬化型、混合细胞型、淋巴细胞消减型。霍奇金淋巴瘤发病初期一般表现为浅表淋巴结肿大，以颈部淋巴结和锁骨上淋巴结常见，可以扩散到其他淋巴结，晚期可侵犯血管，累及脾、肝、骨髓和消化道等。

1946年临床上发现单药氮芥在淋巴瘤治疗中可以取得很好的疗效。1970年临床上将第一个化疗方案MOPP（氮芥、长春新碱、强的松和甲基苄肼）用于治疗初治晚期霍奇金淋巴瘤，结果有35例患者达到了完全缓解（CR），8例达到部分缓解（PR），总缓解率达到100%。在MOPP方案治疗的10年期间霍奇金淋巴瘤死亡率下降了 60%。1986 年，学者 Longo 对 188 例使用 MOPP 方案化疗的晚期患者进行了 20 年的随访，54% 的患者疾病仍然得到持续缓解。说明霍奇金淋巴瘤是可以被治愈的淋巴瘤类型。与此同时，随着治疗时间的延长，化疗方案的毒性也逐渐被认识，在此过程中治疗方案也不断调整，最终 ABVD 方案因为高效低毒成为经典霍奇金淋巴瘤患者的一线推荐治疗方案。

2. 刚刚诊断了霍奇金淋巴瘤治疗应该怎么选

当病理诊断明确为霍奇金淋巴瘤，并已完善影像学、实验室检查及骨髓等相关检查，在无化疗禁忌的情况下，患者可开始进入抗肿瘤治疗。霍奇金淋巴瘤治疗方案是根据其不同的分型、不同的分期以及预后的不良因素来选择的。早期霍奇金淋巴瘤预后的不良因素包括：红细胞沉降率（>50mm/h）或 B 症状、纵隔包块（纵隔包块最大宽度 / 最大胸内直径 >0.33）、淋巴结受累区域（>3）、结外受累、大包块（>10cm）。进展期霍奇金淋巴瘤预后的不良因素包括：男性、年龄≥45 岁、Ⅳ期、白蛋白 <40g/L、白细胞绝对值 >15×10^9/L、淋巴细胞绝对值 <0.6×10^9/L 或淋巴细胞比例 <8%、血红蛋白 <105g/L。而在当今时代霍奇金淋巴瘤已达到较高的治愈率，如何进一步降低治疗的长期相关毒性是制订治疗策略时需要重点考虑的因素。

（1）经典型霍奇金淋巴瘤治疗，目前一般选择化疗联合放疗的综合治疗模式：①对于ⅠA 或ⅡA 期无预后不良因素的患者，根据指南及患者病情，临床上建议 2~4 个周期的 ABVD 方案化疗联合局部放疗或是 4~6 周期"ABVD 方案化疗 ± 放疗"，部分患者根据病情来考虑化疗方案是否需调整为 BEACOPP（博来霉素、环磷酰胺、阿霉素、依托泊苷、强的松、甲基苄肼和长春新碱）方案；②对于Ⅰ~Ⅱ期有不良预后因素的患者，建议 4~6 个周期的"ABVD 方案化疗 ± 放疗"为主要治疗方案，BEACOPP 方案同样需要根据患者病情来判断；③对于Ⅲ~Ⅳ期的经典型霍奇金淋巴瘤患者，以 ABVD 方案化疗 6~8 个周期或是增强 BEACOPP 方案化疗。患者最终的治疗方案及治疗周期数需根据具体病情决定。

（2）结节性淋巴细胞为主型霍奇金淋巴瘤治疗：①ⅠA 期患者可选择局部放疗，放疗剂量一般为 30~36Gy；若为孤立淋巴结且已被完全切除则患者可选择门诊随诊，定期复查；②ⅠB 或Ⅱ期患者一般选择化疗联合放疗联合或不联合利妥昔单抗治疗；③Ⅲ~Ⅳ期患者可选择化疗联合或不联合利妥昔单抗治疗。通常可选择的化疗方案为 ABVD、CHOP、CVP、EPOCH 等，治疗期间联合利妥昔单抗治疗有可能会增加疗效。

无论 ABVD 方案、BEACOPP 方案化疗还是放疗，抗肿瘤的同时也会出现相应的毒性和不良反应。比如 ABVD 方案化疗中的博来霉素可引起药物性肺损伤、蒽环类药物可引起心脏毒性、长春新碱可引起末梢神经损伤，而 BEACOPP 方案中的甲基苄肼可引起生殖毒性，以及与其他常见化疗药物一样的不良反应，如脱发、骨髓抑制、消化道反应等。放疗根据放射部位不同出现相应部位的不良反应，比如放射野为纵隔，可出现放射性肺炎；放射野为韦氏环，可出现唾液分泌减少、口干等不适。抗肿瘤治疗后长期生存的患者再发第二肿瘤的概率增高。具体的化疗不良反应及放疗反应可见相关部分。

3. 复发难治霍奇金淋巴瘤还有机会治愈吗

复发难治霍奇金淋巴瘤为首次治疗后不能取得完全缓解（难治）或治疗缓解后复发的霍奇金淋巴瘤，这部分患者通过挽救性治疗，部分仍可以获得治愈。

（1）难治性霍奇金淋巴瘤：指经标准化疗方案，首次治疗不能获完全缓解。这类患者预后差，挽救化疗有效者可进入自体造血干细胞移植争取治愈的机会。

（2）复发霍奇金淋巴瘤：即化疗完全缓解后复发，临床多以复发时间 1 年内或 1 年后评判患者可能的化疗敏感性，复发时间距离一线治疗结束时间越近越提示肿瘤对化疗敏感性不高，可能预后偏差。但无论在何时间点复发，对于复发患者，挽救化疗有效者进入自体造血干细胞移植争取再次治愈的机会。

挽救治疗方案可选用非交叉耐药化疗方案，残留病灶部位可给予局部侵犯野放疗。传统挽救化疗敏感者进入自体造血干细胞移植后约有 50% 的概率能再次达到治愈。新型靶向药物 CD30 抗体耦合物维布妥昔单抗（brentuximab vedotin，BV）已获批用于复发难治霍奇金淋巴瘤患者的二线挽救治疗，其可以与化疗联合，增加挽救治疗的敏感性、增加进入自体造血干细胞移植的机会。免疫抑制剂 PD-1 单克隆抗体也在尝试用于挽救治疗方案当中，增加挽救治疗有效率，但目前尚处于临床探索阶段。治疗后若仍有残留病灶可给予局部侵犯野放疗。出于各种原因无法进行干细胞移植的患者，可考虑使用 BV 单药或者联合挽救化疗，PD-1 单克隆抗体单药或者联合化疗，或者 BV 联合 PD-1 单克隆抗体，当然也可选择参加新药临床试验。

4. 初治的霍奇金淋巴瘤患者，能不能一开始就只用"PD-1"治疗，不进行化疗了

霍奇金淋巴瘤是可以治愈的淋巴瘤类型，目前标准的一线 ABVD 方案或 BEACOPP 方案，可以让霍奇金淋巴瘤达到 80% 的治愈率。而 PD-1 药物为免疫检查点抑制剂，目前临床证实，应用在二线方案治疗失败的霍奇金淋巴瘤患者中可以使其重新获得较高的有效率，但暂无数据支持应用 PD-1 抗体可使患者达到治愈的效果。现阶段也无大规模临床研究数据表明若 PD-1 抗体作为一线方案使用时疗效及治愈率可高于目前标准一线化疗方案。且 PD-1 抗体价格较高，若首次诊断霍奇金淋巴瘤就开始应用 PD-1 抗体，对于疗效的追求及经济的负担均不是最佳选择。

（九）抗肿瘤治疗中的并发症

1. 淋巴瘤的抗肿瘤治疗后需要关注哪些脏器功能

化疗药物为细胞毒药物，无特定的治疗靶点，对人体正常的组织器官均或多或少会存在一定损伤破坏，引起各种不同的不良反应，包括骨髓功能损伤（表现为白细胞、中性粒细胞、血红蛋白、血小板的减低）、心脏损伤（表现为心律失常、心力衰竭等）、肝脏损伤（表现为转氨酶升高、乙肝病毒再激活等）、胃肠道损伤（表现为恶心、呕吐、腹泻、胃肠道溃疡、出血等）、黏膜及皮肤损害（表现为口腔溃疡、皮疹等）、生殖和内分泌功能损伤（表现为甲状腺功能减退、甲状腺功能亢进、不孕不育等）、肾功能损害（表现为肌酐升高，少尿等）、脱发、神经毒性（表现为指尖麻木等）。随着化疗药物的使用，医生们对化疗药物带来的毒性认识也越来越清楚，尽早加强监测、关注不良反应的早期表现可以让医生们在第一时间发现问题，从而给予相应的治疗。因此越来越多的不良反应可以经过积极的治疗得以改善。

2. 抗肿瘤治疗后肝脏受损有什么表现

大部分化疗药物需要通过肝脏代谢，化疗药物在代谢的同时也会损伤到肝脏，发生药物性肝损伤。除化疗药物外，目前应用广泛的 PD-1 单克隆抗体及与其相似的很多免疫治疗药物同样也会损伤肝脏，医学上叫做免疫相关肝

毒性，这种损伤也可以被广义上称作药物性肝损伤。药物引起的肝脏损伤分为急性和慢性肝损伤。急性药物性肝损伤通常没有什么特殊的症状，只表现为一些肝脏相关指标的升高，部分患者会出现乏力、厌油、食欲减退和肝区胀痛等，但病情严重时可能会出现急性或亚急性肝衰竭。慢性药物性肝损伤可表现为慢性肝炎、肝纤维化、肝硬化、自身免疫性肝炎样表现、慢性肝内胆汁淤积和胆管消失综合征等。

肝损害时，通常血生化指标会出现一些变化，所以通过这些指标的变化就能判断肝脏损伤的情况。这些指标分别为：①丙氨酸氨基转移酶（ALT）：是肝功能损害最敏感的监测指标，升高可能是由于药物中毒性肝炎、肝硬化、胆道疾病、流行性感冒和剧烈运动等；②谷草转氨酶（AST）：与ALT联合检测可以帮助确定是否是肝脏或其他器官受损；③碱性磷脂酶（ALP）：该指标升高常见于肝病和骨骼疾病，但心力衰竭、肾癌或怀孕也可以导致ALP水平升高；④谷氨酰转肽酶（GGT）：主要用于诊断肝胆疾病，如阻塞性黄疸、急性肝炎、慢性肝炎等都可使GGT升高；⑤总胆红素（TBIL）：该指标偏高或偏低都提示人体肝脏有损伤，偏高可能是由于溶血性黄疸、恶性贫血、中毒性或病毒性肝炎等，偏低则常见于缺铁性贫血。对生化中的上述指标的监测可以尽早发现药物性肝损伤，尽早开始相应治疗。

3. 乙肝病毒表面抗原阳性的淋巴瘤患者，在化疗过程中需要注意什么

在我国，患有乙型肝炎的患者很多。未患肿瘤的普通乙型肝炎患者，如果发现乙肝表面抗原（HBsAg）阳性，只需长期定时复查乙肝的病毒复制水平（HBV-DNA）以及肝功能，待结果异常时再确认是否需要干预。但对于患淋巴瘤的乙型肝炎患者，在抗肿瘤治疗过程中随时可能出现乙型肝炎病毒的再活动，引起严重的肝功能损伤，影响患者的治疗和预后。HBsAg阳性患者，无论HBV-DNA是否为阳性，在使用免疫抑制剂或化疗药物的前1周或至少是治疗同时需行抗病毒治疗。无论HBV-DNA是否为阳性，目前优先口服恩替卡韦（ETV）、替诺福韦酯（TDF）进行抗病毒治疗，抗病毒治疗需持续至免疫化疗结束后至少6~12个月，接受抗CD20单抗治疗或移植患者抗病毒治疗持续时间还需相应延长，期间定期监测HBV-DNA指标。对于HBsAg阴性HBcAb阳性患者，行免疫抑制剂或是化疗药物前需确认HBV-DNA是否为阳性，若阳性需行抗病毒治疗，若阴性需要依据抗肿瘤治疗的种类和强度酌情选择是否进行预防性抗病毒治

疗，并且在治疗期间严密监测转氨酶和 HBV-DNA 的变化，警惕乙型肝炎病毒再激活。

4. 抗肿瘤治疗后肺损伤有什么表现

淋巴瘤治疗阶段中出现的肺损伤通常表现为间质性肺炎，也称为药物性肺炎，其机制为药物及其代谢产物通过直接细胞毒性和过敏反应引起肺部的炎症反应。这类药物主要有利妥昔单抗、环磷酰胺、博来霉素、甲氨蝶呤、阿糖胞苷、丙卡巴肼、依托泊苷等。细胞毒药物、靶向药物（单抗、小分子药物、免疫检查点抑制剂等）引起的药源性肺疾病非常复杂，但临床表现却大致相同，只不过起病缓急不同，这种肺损伤既可以表现为暂时可逆停药后即恢复，也可以表现为永久性损害；有的为急性起病，有的为慢性起病，严重者甚至可以危及生命。它的临床表现主要为突发性或渐进性呼吸困难、干咳、发热（常表现为间断性发热不伴有寒战）。影像学上可见肺弥漫性间质性病变，然而上述的临床表现是无特异性的。药源性肺病最主要的治疗是停药，但有些肺损伤患者需行糖皮质激素干预治疗，不同药物导致的肺损伤激素的用法会有不同。

5. 抗肿瘤治疗后心脏毒性是什么样呢

化疗药物作用肿瘤细胞的同时也损伤正常组织细胞，所以有些化疗药物对心脏器官也同样有损伤。化疗药物引起的心脏毒性根据是否造成心肌器质性改变分为心电活动异常和心肌功能异常。心电活动异常主要表现为心律失常、传导紊乱。心肌功能异常主要为左心室功能障碍、心肌病、心力衰竭。

在淋巴瘤治疗中，以蒽环类药物为基础的联合治疗是目前一线治疗的标准方案，但心脏毒性却是蒽环类药物最严重的副作用。根据蒽环类药物心脏毒性防治指南，其引起的心脏毒性反应分为急性、慢性和迟发性 3 种。急性心脏毒性反应在给药后的几小时或几天内发生，常表现为心内传导紊乱和心律失常，极少数表现心包炎和急性左心衰。慢性心脏毒性反应在化疗 1 年内发生，表现为左心室功能障碍，最终可导致心衰。迟发性心脏毒性反应在化疗后数年发生，可表现为心衰、心肌病及心律失常等。

在临床研究及实际临床应用观察中都显示蒽环类药物导致的心脏毒性往往呈进展性和不可逆性，因此早期监测和积极预防蒽环类药物引起的心脏毒性是非常重要的。例如对于高龄或是患有严重心脏病的患者尽量避免使用心脏毒性药物；

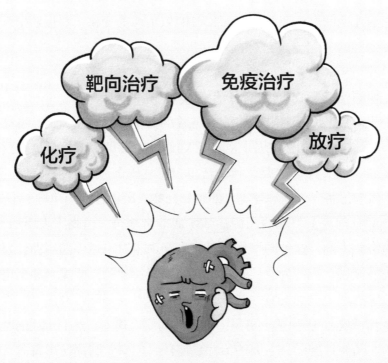

图 32　心脏毒性

化疗前完善超声心动图、心电图、心肌酶谱、肌钙蛋白等检查充分评估心脏功能；注意蒽环类药物累积量、改变给药方法或使用脂质体蒽环类药物减少蒽环类药物的心脏毒性。除了化疗药物以外，放疗、靶向药物、免疫药物对心脏也有毒副作用。

6. 抗肿瘤治疗会不会伤肾

化疗药物进入体内不是经肝脏代谢，就是经肾脏代谢，但最终都会经肾脏排泄，可见肾脏是药物代谢和排泄的重要器官，所以抗肿瘤治疗是会引起肾脏损害的。

化疗药物引起肾损害的机制主要是：①肾脏血流量特别丰富，进入肾脏的药物量大，接触血中药物及毒物的机会较多；②肾内毛细血管的表面积大，易发生抗原 - 抗体复合物的沉积；③近端小管对多种药物有分泌和重吸收作用，因此化疗药物可直接损伤肾小管和 / 或肾小球引起肾损害；④药物也可引起肿瘤细胞破坏，导致肿瘤溶解综合征。临床表现常为血尿、蛋白尿，肌酐升高，甚至肾功能恶化等。

抗肿瘤治疗可能会对肾脏造成损害，因此预防肾脏损伤也是治疗期间很重要的环节。可以选择在化疗前常规检查肾功能和泌尿系统超声来评估肾功能情况，若患者高龄或肾功能不全，尽量选择给予肾脏毒性小的药物。对于存在溶瘤综合征发生风险的患者，或者是临床上要应用可能造成肾功能损害的化疗药物治疗时，应注意监测尿常规、肾功能等指标的动态变化，化疗期间嘱咐患者多饮水，保证充足的输液、同时水化和碱化尿液治疗，同时也需要保证尿液的充分排出，这样才能有助于有毒物质的代谢，减少肾脏的损伤。

特别注明：淋巴瘤患者在出现治疗相关的这些内科并发症以及脏器功能损伤时，一定要在综合医院相应科室积极寻求帮助以期获得最佳的治疗。并且有些并发症并不是单纯的一种损伤，例如药物性肺损伤有时会伴随有细菌/病毒感染，单纯的激素治疗可能反而会加重病情变化。

7. 什么是肿瘤溶解综合征，如何预防

肿瘤溶解综合征是指某些肿瘤细胞增殖速度快，并且又对化疗敏感，在有效治疗后肿瘤细胞大量溶解破坏，快速释放其内容物而导致的一组代谢异常和电解质紊乱的症候群。一般常见于急性白血病、高度恶性淋巴瘤，较少见于实体瘤。

肿瘤溶解综合征常在初次化疗后1~7天发生。某些类型的淋巴瘤，如伯基特淋巴瘤、弥漫大B细胞淋巴瘤、淋巴母细胞淋巴瘤等，因肿瘤负荷高、增殖速度快，在治疗期间容易出现肿瘤细胞迅速坏死，甚至在没有任何治疗的状况下出现自发的肿瘤溶解综合征。出现肿瘤溶解综合征的患者可表现出恶心、呕吐、呼吸急促、腹痛、抽搐、意识变差、尿量变少、甚至心律失常等临床症状。实验室指标常表现为高尿酸、高血钾、高血磷、低血钙，肌酐升高。综上所述，出现肿瘤溶解综合征的患者常具有高尿酸血症、高钾血症、高磷血症而导致的低钙血症等代谢异常。而少数严重者还可能会发生急性肾功能不全、严重的心律失常如室速和室颤、DIC（弥散性血管内凝血）。

肿瘤溶解综合征属于恶性肿瘤的急性并发症，可能会出现很严重的后果，甚至危及生命，所以对于存在高危因素的恶性肿瘤患者，我们要进行积极预防。对于可能会出现肿瘤溶解综合征的患者，目前临床上采取的预防措施为：①需给予心电监护、48小时内复查1次血生化指标、24小时内复查2次尿常规；②对于肿瘤负荷大且对化疗敏感的患者可先给予激素治疗或是小剂量化疗预治疗；③化疗

前 48 小时内开始行静脉补液或通过大量饮水来水化治疗，液体量要求每日至少超过 3 000ml；④化疗前 24 小时开始口服碳酸氢钠片 1.0g、3 次 / 日或是 5% 碳酸氢钠 100~150ml 碱化疗治疗，要求尿 pH 值维持在 6.8~7.3；⑤化疗前 24 小时开始口服别嘌呤醇片 0.1g、3 次 / 日或是口服别嘌呤醇缓释片 0.25g、1 次 / 日，至少持续用药 1~2 天降尿酸治疗；⑥抗肿瘤治疗期间行呋塞米（20~40mg 静脉注射）等利尿剂利尿治疗，保持每日尿量在 2 000ml 以上。

倘若上述预防治疗后患者仍出现高钾血症，需立即行降血钾治疗；出现急性肾功能不全者，需尽早行血液透析治疗；但若出现低钙血症，无症状时无需行补钙治疗，待出现症状时酌情予以补钙治疗。

（十）新药临床试验

1. 参加临床试验是不是当"小白鼠"

国家药监局和国家卫生健康委共同修订的《药物临床试验质量管理规范》中，临床试验是指以人体（患者或健康受试者）为对象的试验，意在发现或验证某种试验药物的临床医学、药理学以及其他药效学作用、不良反应，或者试验药物的吸收、分布、代谢和排泄，以确定药物的疗效与安全性的系统性试验。

参加临床试验的人员有健康的人，也有患者，这主要是由参加的临床试验决定。但多数临床试验是由患者参加的，目的在于考察新药的疗效及副作用。例如，在一个新药正式上市前，医生征得患者的同意后让患者服用该新药，经过一定的疗程后，看看这个药的疗效和副作用情况。而药物临床试验的资料和结果都需要经过国家药品监督管理部门审批。但药物临床研究又与一般的科学研究不同，需要满足更多的条件，遵循更多的原则。

临床试验很重要的一点是伦理性大于科学性，任何临床试验，虽然其目的是进行科学研究，但无论它的科学性有多强，都必须以不损害受试者的利益为前提，如果受试者的利益不能保障，那么这个试验就不能通过伦理委员会及国家药监局审核，也就不能允许实施。也就是说临床试验必须符合伦理要求，参加试验的是人，必须尊重他（她）的人格，参加试验必须符合参加试验者的利益，在这种前提下，试验才能做。

　　临床试验最重要的一点是安全性，研究药物在临床试验前会经过系统的临床前研究，通常为动物研究，尤其是毒性研究，以保证研究药物在临床试验中的相对安全性，但不能完全避免副作用的发生。不过这些副作用会被研究者密切监测，一旦发生会及时治疗。

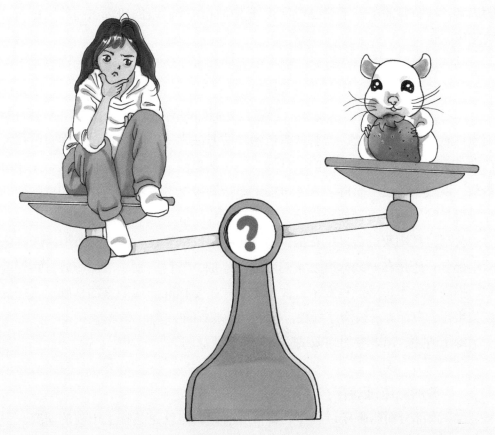

图 33　参加临床试验是当小白鼠吗

2. 参加临床试验会有什么获益

　　临床试验一般分为Ⅰ、Ⅱ、Ⅲ、Ⅳ期临床试验和 EAP 临床试验：①Ⅰ期临床试验主要是评价试验的安全性，是初步了解试验药物对人体的安全性情况，观察人体对试验药物的耐受及出现的不良反应；②Ⅱ期临床试验是治疗作用初步评价阶段，是初步评价药物对目标适应证患者的治疗作用和安全性，也为Ⅲ期临床试验研究设计和给药剂量方案的确定提供依据；③Ⅲ期临床试验是治疗作用确证阶段，是进一步验证药物对目标适应证患者的治疗作用和安全性，评价利益与风险关系，最终为药物注册申请的审查提供充分的依据；④Ⅳ期临床试验是新药上市后进行的应用研究阶段，其目的是考察在广泛使用条件下的药物疗效和不良反应、评价在普通或者特殊人群中使用的利益与风险关系以及改进给药剂量等；⑤EAP 临床试验是指制药企业为了让患有严重疾病且不适合参加对照试验的患者，在特定的条件下能够得到正处于临床试验阶段的研究新药的治疗而开展的临床试验。

临床试验除了Ⅳ期试验为药物上市后的观察，其余Ⅰ~Ⅲ期试验均是未上市药物（无论在国外是否上市）的试验研究阶段。那么，建议哪些患者入组临床研究呢：①当临床上常规治疗失败时，患者已无更好的治疗选择，却又不能坐以待毙，临床试验就是可能会让患者获得有效治疗的方法之一；②临床试验中有些药物已在国外上市，有些药物为国内国外均未上市的新药，患者入组临床试验是和时间赛跑，以最快的速度获得未来才可能上市或者被批准的治疗药物；③抗肿瘤的治疗是漫长的过程，患者若长期接受抗肿瘤治疗，经济压力会逐渐变大，而临床试验中大部分药物及检查是免费提供的，这样可以减轻患者的经济负担；④临床试验中部分新药是在一线标准方案的基础上添加，其目的就是增加一线方案的有效率、提高治愈率、降低复发率，故患者是在接受标准一线治疗的基础上又接受了试验用药，有标准一线治疗打底，疗效有最基本的保障。

综上所述，患者参加临床试验是有可能获益的。

3. 参加临床试验存在风险吗

大部分新药临床试验是药物试验阶段，也就是药物上市前的研究。虽然研究药物在临床试验前会经过系统的临床前研究，以保证研究药物在临床试验中的相对安全性，但不能完全避免副作用的发生，因此参加临床试验都可能存在风险，具体的风险表现为：①当患者有意愿并自愿参加临床试验用药后，需完善筛选期检查确认是否符合入组和排除条件，若筛选期检查结果不符合入组条件，入组失败；②临床试验的药物是新药，而不是神药，不能保证每一个患者都有可能得到获益，得到理想的治疗疗效，所以具体有效情况还要看患者个体情况；③Ⅰ期临床试验开展的目的是评价药物进入人体的安全性以及药代动力学情况，需要用药后采集患者血样进行药代动力学相关检测，因此参加临床试验后有可能会增加抽血次数；④无论是目前已经长期使用的化疗药物，还是已经上市的靶向类药物，或是没有上市的临床试验药物均会有药物的不良反应，因此入组临床试验可能会出现药物的不良反应。相较已上市的药物而言，临床试验药物的患者用药经验较少，对药物的了解相对有限，因此更需要密切监测患者症状及实验室检查的变化，尽早发现药物相关不良反应，及时对症处理。

4. 参加临床试验就是免费给药吗

临床试验的资料都需要经过国家药品监督管理部门审批，都必须以不损害受试者的利益为前提，但临床试验不是慈善捐助的公益活动，也不是让患者从中挣钱的工具，因此参加临床试验不是所有费用全免，仅免费提供在国家备案的药物及检查。而大部分临床试验已为患者购买保险，若出现试验用药相关不良反应，所需要对症治疗的药物及检查费用经保险公司评估后予以报销。但对于与该试验本身无关，为临床常规需检查检测的项目或基础病对症治疗药物等，则不能给予免费提供或报销。

5. 参加临床试验能"保证"治好吗

淋巴瘤的治疗以全身治疗为主，随着对淋巴瘤及抗肿瘤治疗药物认识的逐渐深入，目前部分类型的淋巴瘤有达到治愈的可能，但依然无法保证百分之百地治愈。而大部分临床试验受试者是入组常规治疗失败、已无更好治疗选择的患者，临床试验中的药物有效率是一定的，不可能保证每一个患者都有可能得到获益，得到理想的治疗效果。临床试验只是让患者获得一个可能治疗有效的方法，但具体到参与试验的个人，用药后能否有效还要看患者的个体情况。任何抗肿瘤治疗都不能保证疗效，临床试验更是如此。

6. 参加临床试验后，后悔了怎么办

临床试验的资料都是经过国家药品监督管理部门审批的，都必须以不损害受试者的利益为前提，因此不论在临床试验筛选期检查期间还是在试验用药期间，受试者都可以不需要任何理由选择退出临床试验。不再继续进行临床试验，是受试者自愿的选择，包括医生在内的所有人都无权干涉。

7. 怎样才能参加临床试验

当患者想参加临床试验时，在入组临床试验前需要向医生提供基本资料，以便医生更好地评估病情来推荐更适合的临床试验。需要提供的资料具体为：①病理报告，它是患者肿瘤确诊的重要依据，可以直观地了解患者的肿瘤类型，初步确认是否有符合的临床试验或是能够参与的临床试验；如果有做基因检测及免疫组化，请及时提供结果，因为免疫组化本身对于肿瘤的诊断和治疗有着非常重要的意义，它可以帮助确定肿瘤的类型与来源；②外院病历，主要为入院病历和出院小结，医生可从病历中清晰地了解到患者既往的治疗情况，比如是否接受过化疗，具体的化疗方案、化疗时长等；是否接受过其他相关治疗等；是否使用过靶向治疗等，目前很多 B 细胞淋巴瘤的临床试验入组条件中要求患者既往充分应用过靶向药物治疗，因此这也是参加临床试验的判断依据之一；③影像学资料，例如平扫 CT、增强 CT、PET/CT、磁共振（MRI）等检查结果，影像学检查可以进一步看出患者肿瘤范围、大小、有无转移以及是否出现了新进展等，可以了解到患者目前病灶的情况；④血液相关的检测报告，一般包括血常规、尿常规、肝肾功能、乙肝病毒检测、丙肝病毒检测、HIV 检测报告等，这些基础检查，可以了解患者目前的一般情况，同样也作为参加临床试验的依据。因为检查结果会随时间有一定的变化，所以需要患者提供最新的检查结果。例如，临床试验会对肝功能、血小板等基础指标有要求，这是用药的最基本的安全性保证。在医生了解到患者的上述情况后才能更好地掌握患者现有病情情况，以便于后续进一步筛选适宜的临床试验。

（平凌燕　杜婷婷　董昕）

七、淋巴瘤患者的预后和康复

目前淋巴瘤已经成为了治愈率最高的肿瘤之一，但出于对疾病的不了解，很多患者和家属对治疗期间的日常生活、并发症的识别处理以及家庭护理等方面充满了焦虑和恐惧，在治疗结束后康复阶段不知道该如何面对和规划新的生活，尤其对淋巴瘤患者未来可能面临的问题没有充分的心理准备。本部分将介绍患者在治疗期及康复期中常见的问题。

·············（一）淋巴瘤患者治疗期间的日常生活·············

1. 治疗期间是否能运动，如何进行科学合理的运动

运动对于患者的生理和心理都有积极影响，在身体情况允许的情况下，治疗期间建议患者进行适量运动，以提高肌肉含量，促进机体功能和代谢，提高治疗的耐受性，缩短康复时间。可根据个人喜好及个人身体情况酌情选择运动方式，运动量以全身微微出汗、不感到疲惫为佳，循序渐进。如从小运动量开始，每天锻炼 5~10 分钟即可，根据身体状况逐步增加锻炼的次数和每次锻炼的时间。

锻炼身体有多种方式，如散步、爬楼梯、骑自行车等，需要找到最适合自己的运动方式。但是治疗的某些特殊时期需要避免运动，如严重血小板减低时，应避免对抗类或剧烈运动，以免出血。游泳对锻炼患者的心肺功能、提高肌肉及骨骼力量很有帮助，但某些情况下不适合游泳，如化疗后骨髓抑制期感染风险增高，放疗患者皮肤容易受到泳池中含氯消毒液刺激，中心静脉置管患者容易在游泳过程中出现置管偏移及感染。

2. 治疗期间补充营养会养大肿瘤细胞吗，"饿死肿瘤"有没有依据

恶性肿瘤是饿不死的，相反肿瘤患者只有加强营养，摄入数量充足、配比科学的营养物质，在"粮草充足"的情况下，才能真正战胜肿瘤细胞。

相关数据表明，40%~80% 恶性肿瘤患者存在营养不良。一方面是由于肿瘤本身就会让人代谢异常、体重下降。加之治疗相关的不良反应让患者食欲大减，影响患者从食物中吸取营养。另外，肿瘤细胞会和正常细胞争夺营养物质，会有大量营养没有被人体吸收利用。对恶性肿瘤患者进行合理的营养支持可改善患者身体素质、减少不良反应和并发症的发生，改善生活质量，延长生存期。所以患者及家属朋友要纠正"饿死肿瘤"的错误观点，加强营养、合理搭配膳食，提高身体素质才能打败"肿瘤君"。

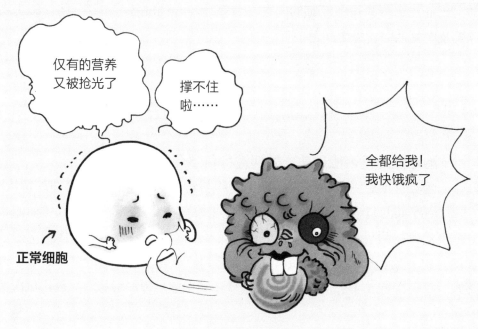

图 34　饿死肿瘤不科学

3. 治疗期间如何加强营养才算合理

要回答这个问题，我们先来了解一下肿瘤患者饮食的原则是怎样的。原国家卫计委发布的《恶性肿瘤患者膳食指导》给肿瘤患者制定了 8 条膳食指导原则：

（1）合理膳食，适当运动。

（2）保持适宜的、相对稳定的体重。

（3）食物的选择应多样化。

（4）适当多摄入富含蛋白质的食物。

（5）多吃蔬菜、水果和其他植物性食物。

（6）多吃富含矿物质和维生素的食物。

（7）限制精制糖摄入。

（8）肿瘤患者抗肿瘤治疗期和康复期膳食摄入不足，在经膳食指导仍不能满足目标需要量时，建议给予肠内、肠外营养支持治疗。

以下为根据体重需摄入的能量、蛋白质、脂肪、碳水化合物的摄入量，供参考：

（1）计算标准体重：标准体重＝身高（cm）-105。如身高 165cm，标准体重即为 165-105=60kg。如果实际体重为 55kg，BMI 为 20.2，属正常体重范围，可按标准体重计算每天能量的目标推荐量（每克营养物质所含能量：脂肪 9kcal/g，蛋白质 4kcal/g，碳水化合物 4kcal/g）。

（2）计算每天能量的目标推荐量：按每天 30kcal/kg 体重计算每日总能量：60kg×30kcal/kg=1 800kcal

（3）脂肪按总能量的 30% 计算：1 800kcal×30%÷9kcal/g=60g

（4）蛋白质按 1.5g/（kg·d）计算：60kg×1.5g/（kg·d）×1d=90g

（5）碳水化合物计算：（1 800kcal-60g×9kcal/g-90g×4kcal/g）÷4kcal/g=225g

以下为膳食处方供参考：

（1）主食（粮谷类）为每日 235g（生重），其中杂粮占三分之一。

（2）蔬菜为每日 500g（叶菜和瓜类为主）。水果为每日 200g（低含糖量水果为宜）。

（3）肉类为每日 100g 瘦肉（鸡鸭类为主，减少畜肉类）。

（4）鱼虾为每日 50g（海鱼为佳）。

（5）蛋类为每日 2 个。

（6）牛奶为每日 250ml。

（7）豆类及制品适量，每日大豆类 25g，相当于豆腐 100g，豆腐干 50g，豆浆 400g。

（8）烹调用植物油每天 20g。

（9）食盐：每天少于 6g。

4. 治疗期间饮食是否需要"忌口"

如上文所述，淋巴瘤患者治疗期间需要保证健康的饮食结构和充分的营养，帮助患者有更好的体力承受抗肿瘤治疗。在实际工作中，经常有患者和家属提出有关饮食是否需要"忌口"的问题。其实，化疗期间没有特殊的"忌口"，肿瘤患者的进食标准是以患者吃得下为基本原则，再依据患者的食欲和进食情况具体分析。如果患者食欲好，应尽量保证健康均衡饮食；化疗后患者多少会有一些胃肠道反应、黏膜损伤，在这段时间尽量避免进食过于辛辣刺激或者不好消化的食物，以免加重胃肠道反应。不建议患者进食过多腌制食品，但如果患者食欲不好，想吃几口咸菜腊肠下饭也未尝不可。

除此之外，患者经常问能否进食肉类、海鲜、菌类等。当然可以，此类食物营养丰富，肉类、禽类和鱼类是非常重要的蛋白质来源。只要对这些食物不过敏，完全可以正常进食。

5. 治疗期间是否需要额外补充营养产品

经常有患者及家属问"能吃海参吗？能吃保健品吗？能吃冬虫夏草吗？"这些问题体现了淋巴瘤患者和家属的焦虑情绪，广告宣传中也经常提到，抗肿瘤治疗会损伤元气，额外补充点营养品就能快点好起来。这种心情可以理解，但科学、合理地补充营养才是最适宜的选择。有句话叫"三分吃药、七分调理"，饮食是调节的重中之重。保健品、海参等不是药品、没有抗肿瘤作用，而加强营养仍然建议优先摄取天然食物。如出现因进食不足或治疗方法造成的营养缺乏症状时，建议咨询正规医院的营养医生，确定适合使用的营养补充剂。

6. 治疗期间能喝酒抽烟吗

烟草对淋巴瘤患者有百害而无一利，还会进一步增加患者肺部感染和肺损伤的风险，建议尽早戒烟。如果无法立即戒烟，可循序渐进，逐渐减少吸烟频率和量，直至完全戒烟。

酒精也同样不建议饮用。肿瘤患者在治疗过程中常有口腔溃疡、疼痛、口干等并发症，烟酒具有强烈刺激性，所以建议治疗期间应戒烟、限酒。此外，1g 酒精可以产生 7kcal 能量，过多地摄入酒精可以导致能量摄入超标，从而使与肥胖相关肿瘤发病风险增高。如果不能完全戒酒，一定要严格限制饮酒量。

7. 以前爱喝咖啡／茶，治疗期间还能喝吗

茶中含有茶多酚，茶多酚具有多方面的作用，如抗炎症、抗氧化、改善代谢等，对肿瘤患者具有重要的保护作用，由于茶多酚具有刺激胃酸分泌的作用，空腹饮茶可能会引起胃痛，所以推荐饭后喝茶，茶多酚还有兴奋作用，晚上饮茶可能会影响睡眠，故建议白天饮茶。当然具体要根据化疗方案中的药物是否有饮茶禁忌具体而定，例如绿茶可能会阻碍硼替佐米发挥作用，因此接受硼替佐米治疗的患者不建议喝绿茶。

对于咖啡来说，没有绝对的禁忌，但要注意饮用量和摄入时间，不能和药物同服，胃肠不适时避免饮用，睡前或睡眠不佳时不宜服用，适量饮用。

8. 治疗期间能否吃中药

淋巴瘤治疗期间并非所有患者都需要中药的辅助治疗，部分患者采用适当的中药治疗，对防治治疗期间的副作用、增强机体抗病能力有一定帮助。当然，前提是要选择正规的中医门诊就诊，应用具有辅助调理作用的药物，而非抗肿瘤作用的中药。在服药过程中，尤其注意中药成分和抗肿瘤治疗药物之间是否存在相互作用，存在相互作用的药物需要避免。同时，"是药三分毒"，服用中药过程中也需非常严格、密切监测肝肾毒性、心肺毒性等，以防中药与抗肿瘤药物毒性和副作用叠加出现额外不良反应。

9. 治疗期间能否进行性生活，如何避孕

长期以来，由于对肿瘤的畏惧心理，加上传统文化对性的讳莫如深，不少患者对于性生活的困惑无法得到解决。确诊淋巴瘤后，许多患者无法接受自己患病的事实，或对治疗、肿瘤复发、功能丧失产生强烈的恐惧，使得患者对性生活兴趣减弱，对性问题往往采取回避的态度。事实上，肿瘤并不是性生活的句号，适当的性生活反而有助于缓解焦虑、改善心理压力。世界防癌中心调查结果显示，肿瘤康复期间有性生活的患者，其癌症复发率比没有性生活者低。

但要需要注意的是，治疗期间性生活一定要做好避孕措施。由于口服避孕药物可能增加静脉血栓风险，不建议应用。建议选择屏障避孕（以避孕套为代表的避孕工具）。有些患者会问，化疗期间出现了闭经症状，还需要避孕吗？答案是需要的，因为年轻女性卵巢功能比较强大，可能会导致不可预见的不规则的排卵从而意外受孕。

10. 治疗期间怀孕怎么办

不推荐治疗期间妊娠，放疗和化疗都具有潜在致畸作用，这对母体和胎儿都是极大的风险挑战。治疗期间应严格避孕。如果不小心怀孕了，要根据患者的意愿、怀孕时间、具体的病理类型、肿瘤治疗的情况（即患者是否有明显不适，延迟化疗是否会直接或间接影响患者生存、健康等），由肿瘤科医师和产科医师结合患者病情、意愿综合判断，需要在治疗机会最大化和对发育中胎儿潜在伤害最小化之间进行仔细权衡。

通常情况下，胚胎在妊娠的前四周（受孕后前两周）尚未分化，胎儿在这一时期暴露于细胞毒药物会出现"全或无"现象：要么妊娠丢失，要么妊娠继续；妊娠第 5~10 周是胎儿器官发育的高峰期，是化疗药物暴露的最敏感时期，此期间接受细胞毒药物会明显增加胎儿畸形的发生；也就是说，早期妊娠化疗对于胎儿的风险较大且持久，因此不建议在怀孕前三个月接受化疗。在妊娠中期和晚期进行化疗时，胎儿畸形风险相对较低，但也需要根据治疗方案中具体药物的毒性综合考虑，可能的毒性作用包括：低出生体重、子宫内生长受限、早产、死产、智力障碍等。在预产期前 3 周内或妊娠 35 周以后化疗，药物对于骨髓的不良影响可能引起新生儿骨髓抑制及产妇分娩并发症，如出血、感染甚至死亡。

放疗对于淋巴瘤的局部病灶控制非常重要，但与畸形发生有关，且增加儿童期恶性肿瘤发生风险。放疗应尽可能推迟到妊娠中晚期后，胎儿全身辐射剂量应限制在 0.1Gy 或更少。

除此之外，淋巴瘤分期需要使用带有放射性的 X 线、CT、PET/CT，需要考虑辐射对胎儿的影响；更推荐采用相对安全无辐射的 MRI 或超声作为影像学检查方式。一旦开始分期检查和治疗，建议停止哺乳，因为造影剂和核医学显像剂、化疗药物及部分辅助支持药物可能在乳汁中浓缩，因此建议避免母乳喂养。从安全的角度，大多数放射科医生建议，患者在接受 PET/CT 扫描后至少 12 个小时，应避免与婴儿接触。

········ **（二）怎样面对抗肿瘤治疗后身体的不适** ········

1. 抗肿瘤治疗后不良反应有哪些，都像影视剧里演的那样吗

我们通过影视剧或者一些科普读物大体知道抗肿瘤治疗会导致一些不良反应，这是因为抗肿瘤药物在杀肿瘤细胞的同时，也会不可避免的误伤人体的正常细胞，这就导致化疗过程中会出现一些轻重不等的不适感，这些不适感的轻重程度因化疗药物的不同、化疗方案的选择以及患者健康状况及体质的不同而有所差异。但是不用过于担心，现有相应的方法可以缓解这些不适症状。患者可以在开启治疗前，向医生详细咨询可能出现的不良反应，并沟通相应的对应策略以改善治疗期间的不良反应。下面我们就来具体说一说抗肿瘤治疗过程中一些常见的不良反应。

2. 抗肿瘤治疗后一定会掉头发吗

脱发是化疗的常见不良反应，但并非化疗的必然结果，脱发程度因化疗药物的不同而有所不同，有一些药物脱发反应较明显，而另一些则比较轻微。当然，脱发的程度与疗效并没有必然的关系。另外，脱发是一种可逆的反应，只是暂时现象，在整个治疗结束后，仍然会长出新的头发，有可能比之前的发质还要好，所以不需为此过分紧张或忧心。在治疗过程中脱发无法避免，但可以在日常生活中注意养护发质和头皮，如：定期用温和不刺激的洗发液清洗头发，如果感觉头皮干燥，可以涂矿物油等改善干燥症状。头皮降温能够最大程度减少输送至头皮的化疗药物，并减缓毛囊代谢，从而降低脱发风险，但证据并不那么可靠，可以进行尝试。如果预计脱发比较明显，可以提前准备漂亮的假发、丝巾等，尽量不要让脱发影响到自己的心情和生活。

3. 抗肿瘤治疗后都会恶心呕吐吗，可以预防和治疗吗

恶心呕吐是淋巴瘤治疗过程中常见的不良反应，多数情况下化疗后出现的恶心呕吐可在 1~2 日好转，但部分患者症状会持续，严重影响生活质量。根据在不使用止吐药物预防的情况下发生呕吐的风险，将化疗药物分为 4 类：高度致吐、中度致吐、低度致吐、极低度致吐；按照发生呕吐的时间，可以分为急性呕吐、迟发性呕吐和预期性呕吐。医生会在患者治疗前评估恶心呕吐风险，以选择相应的预防性止吐用药，并在治疗期间根据症状进行调整。

治疗期间患者及家属也可以做一些准备来改善恶心、呕吐症状。放化疗期宜清淡饮食，避免食物气味过重、油腻、过热或过冷，避免摄入刺激性食物。少食多餐，每日5~6次，在1天中最不容易恶心的时间多进食（如清晨）；治疗后等待至少1小时再进食或饮水，进食速度要尽可能缓慢，以给胃肠道充分的消化时间；若已出现呕吐症状，务必摄入足够的液体以防止脱水。避免餐后立即躺下，以免食物反流，引起恶心；保持病房内或家中空气流通、保持温度和湿度适中、保持环境的干净整洁、安静，还可通过播放自己喜欢的、柔和的、旋律慢的音乐，做一些感兴趣的活动，如阅读、看电视、手工活动等，制造愉悦的氛围；与家属、朋友多沟通、交流、倾诉，缓解不良情绪，可一定程度上改善情绪相关的恶心不适。

4. 治疗后恶心呕吐、不想吃饭，什么程度时需要就医

若已出现因恶心呕吐无法进食，或呕出用于止吐的药物，或出现脱水症状（如尿少而色深、口渴、头晕或意识模糊、口唇黏膜及皮肤干燥等），请及时就医。

5. 治疗后便秘严重怎么办

便秘是化疗不良反应之一，与一些化疗药物、止吐药物和止痛药相关，也与进食量过少、饮食过于精细、进水少有关。如果出现便秘应该如何应对呢？首先从饮食上，多吃富含可溶性纤维及有润肠通便作用的食物，如粗粮谷物（如燕麦、红薯）、水果、某些蔬菜（如芹菜、韭菜）、蜂蜜、酸奶等。同时，应摄入充足水分，化疗期间饮水量保证每天2 000~3 000ml，可搭配益生菌和低聚果糖，养成定点就餐、饮水、排便的习惯，可选在起床或餐后半小时内，即使无便意也去厕所尝试排便。适度增加身体锻炼，如散步、快走、慢跑等，可每周步行4~5次，逐渐增加步行运动量。腹腔无大肿块或其他病变的患者可在餐后半小时左右进行腹部按摩，手掌贴于腹部，以肚脐为中心，脐上下6横指、脐左右4横指为着力点，顺时针环形按摩，每天1~2次，每次5分钟，便秘患者按摩15分钟。尽量不要自行服用刺激性泻药，如便秘持续可向医生求助应用药物辅助排便。

对于有痔疮的患者，化疗期间需注意肛周清洁，以免因白细胞低、免疫力下降增加肛周感染的风险。注意清淡饮食，保持规律排便。

6. 治疗过程中手脚麻木是怎么回事，能恢复吗

手脚麻木是淋巴瘤治疗过程中另一常见的不良反应，称为"周围神经病变"。淋巴瘤治疗中常用药物长春碱类（如长春新碱）是导致神经毒性的主要药物。受到影响的神经部位不同，症状也不尽相同，多数患者表现为刺痛、麻木、感觉异常、皮肤对轻微的触感和针刺感减退或消失等，如果出现上述症状，需及时告知医生，若症状严重医生会根据情况酌情调整治疗药物。

通常情况下，治疗结束后周围神经病变的症状会逐渐减轻，但也可能持续更长时间。建议避免摄入酒精制品，以免加重神经损害。由于神经损害会阻止接收如疼痛、温度等信号，因此一定要采取安全防范措施避免受到意外伤害。例如，在烹饪时使用锅架，在园艺工作或清洗物品时戴上手套保护自己，剪指甲的时候小心弄伤自己，可以穿合脚的平跟懒人鞋或粘扣鞋，家中去除可能将人绊倒的地毯，并保持住处的房间、走廊和楼梯有充足的照明。

如果症状影响到手指和脚趾，可每天安排时间做伸展运动或局部按摩以减轻症状。寒冷天气注意戴手套保暖，营养神经的药物也可在一定程度上缓解手脚麻木的症状。

7. 治疗后长了很多口腔溃疡，怎样才能好得快一些

口腔溃疡是淋巴瘤化疗过程中非常常见的并发症，患者可能表现为口腔内黏膜肿胀、发红、疼痛，严重者会影响进食，甚至出现营养不良，阻碍化疗的顺利进行。预防口腔溃疡首先要保持口腔清洁，平时每日早晚用软毛牙刷刷牙。化疗期间坚持每日漱口3~5次，可用冷开水或生理盐水，三餐后漱口保持口腔清洁。避免抽烟和喝酒，避免辛辣刺激性食物，均可减少口腔溃疡的风险。当已经出现口腔溃疡时，需高度重视、尽早治疗，以避免伤口扩大、疼痛加重。建议食用柔软细碎易消化的食物，避免过凉或过热，必要时可通过榨汁机等将食物制成半流质或流质饮食，用吸管进食以避免碰触溃疡面引起疼痛延缓愈合。可以用口泰、康复新液等漱口水漱口，加强口腔护理、保护口腔黏膜。一般情况下，化疗后2~3周、放疗后6~8周口腔黏膜会逐渐愈合。

8. 治疗期间出现疲乏，需要注意什么

这是治疗过程中非常常见的不良反应。这里的疲乏可能不仅仅是感觉有点累，肿瘤相关的疲乏症状会让患者感到极度虚弱和疲惫，甚至再多的

休息可能也无法缓解。虽然疲乏在肿瘤患者中很常见，但也不能忽视不管。通常情况下，医生会要求患者进行检查以确定具体病因。例如，患者可能缺乏某些维生素、电解质或贫血，此时则需要针对性治疗。除此之外，某些策略可能对改善症状有所帮助：每个人的精力都是有限的，不用给自己增添心理压力，如果没有足够的精力去做想做的事情，可以衡量哪些事情是需要优先考虑的，哪些可以推后，哪些可以交由别人代劳。治疗期间应保持健康饮食，以获得足够能量；在身体允许的情况下适当锻炼，比如每周散步几次；若疲乏明显，可能还需要改善睡眠、增加日间的休息时间，包括午睡时间，保证足够的休息。并需要家人看护，避免因体力不足导致跌倒、磕碰等。

9. 治疗期间经常失眠怎么办

部分患者因为治疗相关不良反应或者淋巴瘤导致身体不适或疼痛，抑或对自身疾病的忧虑等原因，夜间入睡困难或者睡眠较浅易醒。治疗期间身体需要对抗治疗药物以及疾病本身的打击，因此保持较好的睡眠、维持足够的休息非常重要。那么该如何改善患者的睡眠呢？首先，保持正常的生物钟，白天尽量多一些活动，减少白天睡眠的时间，如果身体情况允许，可以白天尽量不睡，以维持规律作息。另外，一些患者因为忧虑，脑中时刻盘旋着病情相关的问题，使大脑时刻处于运转状态而无法进入睡眠，这时，可以通过记日记的方式，把困扰自己的问题写下来，试图去找一些可能的解决方案并分条记录下来，这样的方式也许可以帮患者把大脑清空，从而更快进入睡眠。另外，夜间避免饮用咖啡、茶等提神饮品。远离干扰睡眠的电子产品，喜欢阅读的患者朋友可选择睡前读纸质书代替睡前手机阅读。如果失眠现象较严重，已经严重干扰了生活，可求助于医生，开一些有助于睡眠的处方。

最后，分享一个帮助快速进入睡眠的方法：平躺在床上，保持身体处于一个放松的姿态，闭上眼睛，放松脸部肌肉，包括眼睛、下颌、舌头周围的肌肉群，眉头舒张，不要皱眉，额头保持放松，让眼窝彻底放松下来，这样放松的状态会让一个人忘记压力。这样头部就进入了最放松、最舒服的状态。第二步，尽可能压低肩膀，这个步骤可以帮助伸展并缓解脖子的紧张感，接着放松一条胳膊，从大臂到小臂，然后用同样的方法放松另外一条胳膊，如果很难放松胳膊，试着拉紧一会儿再放松下来，接着，让手和手指放松下来。第三步，呼气，放松胸腔，让肺部有充满空气的感觉。第四步，轮到下半身了，放松自己的右侧大腿肌肉，然后是小腿、右足踝，让自己的右腿像"没有骨头"一样放松，然后按照同样的步骤放松左腿，这样一来就会有双腿无力的感觉。最后一步，放空自己的大脑，幻想自己躺在平静海面上的独木舟里，头顶上只有蓝天白云，或者想象自己躺在最舒服的吊床里，或者任何舒服放松的情境，就这样放空自己10秒，就能顺利入睡了。这个方法被称为美国海军睡眠法，希望对患者朋友们有一定帮助。

（三）淋巴瘤康复后的随访和日常生活

1. 淋巴瘤患者需要多久进行一次随访，评估哪些项目

（1）淋巴瘤治疗缓解后仍有复发的风险，因此治疗结束后需要定期随访、复查、密切监测疾病状态。随访内容包括患者这段时间内有无新发或加重的不适症状，随访时的体格检查、抽血化验指标是否提示淋巴瘤有复发进展的异常，以及影像学检查如 CT 及超声等以明确疾病情况。一般来讲，不推荐 PET/CT 作为淋巴瘤患者的常规随访检查，一是因为 PET/CT 价格偏高，另外是由于 PET/CT 过于灵敏，存在一定的假阳性，易造成患者不必要的心理负担。当随访中 CT 或超声等检查发现可疑复发时患者再考虑进行 PET/CT 检查。

（2）由于淋巴瘤有很多种类型，不同类型患者建议随访间隔有所差异。一般对于霍奇金淋巴瘤和侵袭性高的非霍奇金淋巴瘤，推荐前 2 年每 3 个月检查 1 次、第 3~5 年延长至每半年检查 1 次，5 年后每年检查 1 次；对于惰性淋巴瘤，一般推荐每 3~6 个月检查 1 次，维持终生；对于伯基特淋巴瘤，由于在治疗后第 1 年复发风险很高，建议每 2 个月复查一次，随后每 3~6 个月复查 1 次至 2 年，此后每年复查 1 次。

（3）根据患者淋巴瘤病灶所在位置，治疗方案以及发生其他类型肿瘤的风险程度，临床医生可能还会推荐一些其他检查项目，包括：皮肤检查、肺功能、内镜、颈动脉超声、头颅 MRI、甲状腺功能检测等。

2. 淋巴瘤患者是否需要进行常规体检，推荐体检项目有哪些

淋巴瘤缓解期患者除了定期去医院随访外，建议每年进行常规体检。包括：①一般检查：如身高体重、血压、腰围；②内外科常规检查：如内脏触诊、直肠指诊；③血液检查：如血常规、肝肾功能、血脂、血糖；④尿常规、粪便潜血；⑤腹部超声；⑥五官及口腔检查。在此基础上，应该在医生建议下适当增加适合自己的检查项目，例如，女性患者建议增加乳腺检查及妇科检查；长期大量吸烟患者建议低剂量胸部 CT 扫描；合并高血压、高血脂或糖尿病患者建议增加颈动脉超声；40 岁以上、有肿瘤家族史或有胃肠道不适症状建议做胃肠镜检查等。

3. 康复期能否进行运动，如何进行合理规划

在肿瘤患者康复过程中，运动不可或缺。越来越多的证据显示，规律锻炼可以增强抵抗力、放松身心，有助于降低恶性肿瘤的复发风险。淋巴瘤康复期患者可在专业人士指导下选择适合自身特点的规律性身体活动，并遵循循序渐进原则，锻炼和休息兼顾，给身体康复的时间。体力允许情况下，可以每天适度锻炼身体，最好能达到每周 5 天、每天 30 分钟。如果能找到让自己享受的锻炼方式或者能和朋友一起锻炼，会更容易坚持下来。

4. 康复期是否需要减肥／增重

肥胖是恶性肿瘤复发的危险因素之一，也会带来诸如心脑血管疾病、糖尿病等健康问题。因此过度肥胖的淋巴瘤患者在康复期应适度减重。在这里肥胖多采用体重指数（BMI）进行衡量，用体重（以千克为单位）除以身高（以米为单位）的平方，得到的就是 BMI。例如，小王身高 170cm，体重 90kg，他的 BMI=90（体重，千克）÷1.70^2（身高，米）=$31.1kg/m^2$。世界卫生组织将 BMI≥$25kg/m^2$ 定义为超重，而 BMI≥$30kg/m^2$ 定义为肥胖。

由于肿瘤的消耗或治疗期间严重胃肠道反应，部分患者体重偏低，甚至营养不良。对于体质瘦弱的患者，尤其是 BMI 低于 18.5，建议在康复期适当增重。可以咨询营养科医师指导饮食，保证蛋白质的摄入，另一方面配合适当的运动以增加肌肉含量。

5. 康复期饮食有哪些注意事项

已经结束治疗的患者，由于经历了患病、化疗、放疗等，身体或多或少受到了不同程度的打击，结束治疗后需要一段时间的恢复过程，因此淋巴瘤康复患者的饮食与正常人相比是有所不同的，应根据个体情况加强营养。建议每个康复期患者至营养科门诊咨询营养科医师，由营养科医师根据患者个体情

况进行饮食方面的干预和指导，以达到改善身体功能、提高生活质量的目的。恶性肿瘤完全缓解患者的食物应多样化，多吃新鲜蔬果和全谷物食品，摄入充足的鱼、禽、蛋、乳和豆类，减少红肉，限制加工肉类摄入。恶性肿瘤完全缓解患者如存在早饱、食欲缺乏等症状，建议少量多餐，减少餐时液体摄入。餐间补充水分。

（1）能够经口进食并且日常饮食能够满足营养需求的康复期患者：康复期患者能量摄入可参考健康人群标准，以25~35kcal/（kg·d）为起始量。如果患者消瘦明显，均应给予充足能量以避免进一步的体重下降。如果患者因食欲不佳或其他原因摄入不足，建议增加摄入次数，尽量保证营养摄入。必要时可静脉营养保证患者营养摄入。定期至营养科医师处随诊判断营养状况，根据营养状况调整营养摄入，以达到维持合理体重的目的。

1）能量：恶性肿瘤康复期患者的能量摄入可参考健康人群标准及患者体力活动状况等，以25~35kcal/（kg·d）为起始量，再根据患者实际能量需求进行调整。如存在摄入不足，则建议增加进食频次，从而提高膳食摄入的能量密度。

2）碳水化合物：恶性肿瘤康复期患者，如果没有糖尿病，摄入碳水化合物的比例应为50%~65%；如存在胰岛素抵抗，碳水化合物供能应占总能量的40%或更低。在胃肠功能允许的条件下，应增加全谷物食物、蔬菜和水果摄入，限制添加糖摄入。

3）蛋白质：肝肾功能无明显异常者，应摄入充足蛋白质，达1.0~1.5g/（kg·d）。优质蛋白质（如鸡蛋、牛奶、瘦肉、鱼虾等）应占总蛋白量的50%以上。

4）脂肪：如不存在胰岛素抵抗，膳食脂肪供能应占全日总能量的20%~35%。如存在胰岛素抵抗，可在保证必需脂肪酸供应的基础上，减少碳水化合物的供能比，优化糖脂比例。应限制饱和脂肪摄入，增加n-3多不饱和脂肪酸和单不饱和脂肪酸摄入。

5）营养素补充剂：经均衡膳食摄入必需的各类微量营养素，无必要时不盲目使用营养素补充剂。在膳食摄入营养素不足，或经生化检查或临床表现证实存在某类营养素缺乏或不足时，可经有资质的营养（医）师评估使用营养素补充剂。

（2）通过日常膳食无法满足营养需求的康复期患者：如果经日常饮食调整仍不能满足营养需求，则需要营养师根据患者的情况，加用较高能量密度的口服营养补充剂或特殊医学用途配方食品，必要时需要住院给予肠内营养或者肠外营养。

6. 淋巴瘤康复患者，如何平衡心态，重新融入社会

治疗后康复期的生活并不是没有淋巴瘤的生活，所以在治疗后如何处理情绪和心理上受到的冲击仍然是生活的重要组成部分。淋巴瘤康复患者，如果身体情况允许，是可以重新融入社会、投入工作的，应尽量避免高强度工作，尽可能选择工作强度适度、规律的工种，避免让自己的身体超负荷，维持一个规律稳定的作息尤为重要。另外，除去身体上需要适应，心理上的适应也尤为重要。治疗完成后，亲人和朋友通常能够很快回到原来的生活之中，但患者无论是在身体还是情绪方面，可能需要很长的适应期，这时需要家人和朋友的理解、鼓励、陪伴、倾听、开导，患者不要给自己过多的心理压力，学习如何疏导自身心理，如适量运动，观看影片，与有同样经历的、乐观积极的人沟通交流等，以增强适应社会的信心。如果心理压力、心理焦虑持续存在，可考虑寻求心理医师的帮助。

（四）淋巴瘤治疗期间及康复后的感染预防与疫苗接种

1. 淋巴瘤患者为什么有免疫缺陷

首先需要知道什么是免疫系统。人类生活在一个充满微生物的环境，人体时刻面临着外界和内在的危险，数十亿的细菌、病毒试图在身上安家，而在各种致癌物（如吸烟、电离辐射等）的影响下，体内每天有数十万细胞在复制过程中发生突变，有的细胞进一步恶变为肿瘤细胞。为了保护机体不受到内外敌人的侵害，人类进化出一系列防御机制，也就是免疫系统。免疫系统是身体的卫士，由免疫细胞、免疫器官、免疫物质等组成，一方面识别和清除外来入侵的病原体，另一方面也会清除体内发生突变的肿瘤细胞、衰老和死亡细胞。自然免疫和特异性免疫构成了免疫系统的双层防护体系，自然免疫与生俱来，是识别并攻击可疑入侵者的第一道防线；而特异性免疫是第二道防线，会储存入侵者的信息，更快、更强地激活免疫反应，对其精准打击。其中 T 淋巴细胞和 B 淋巴细胞是免疫系统最为重要的组成部分。

免疫缺陷顾名思义，就是不完整的免疫系统，包括先天性免疫缺陷和获得性免疫缺陷。电视里出现的"泡泡男孩"，正是因为患有先天性重症联合免疫缺陷，从很小的时候就需要生活在无菌的罩子里，与之相对的是获得性免疫。淋巴瘤是

原发于淋巴造血系统的恶性肿瘤，恶变的细胞为免疫细胞，因此可以说几乎所有淋巴瘤患者都属于免疫缺陷人群。除此之外，淋巴瘤患者需要接受化疗、放疗、靶向治疗或造血干细胞移植，会进一步削弱免疫功能。例如弥漫大 B 细胞淋巴瘤患者一线接受利妥昔单抗（R）联合 CHOP（环磷酰胺＋多柔比星＋长春新碱＋强的松）方案化疗，其中利妥昔单抗是一种单克隆抗体，靶向 B 细胞表面表达的 CD20，从而抑制并杀伤 B 细胞；而化疗药物也被称为细胞毒药物，杀伤肿瘤细胞的同时也会杀伤正常组织的细胞，尤其是人体生长分裂旺盛的造血淋巴组织细胞，因此在药物共同作用下，患者免疫防御系统被进一步破坏，加重免疫缺陷状态。

2. 淋巴瘤患者如何避免感染

上文提到，淋巴瘤患者由于疾病本身及治疗因素，属于免疫缺陷人群，更容易罹患感染性疾病。那么，如何避免感染风险呢？

化疗后患者经常出现白细胞和中性粒细胞减少，感染风险增加。治疗期间应严格按照医生要求监测血常规，注意白细胞和中性粒细胞数量，必要时需要注射升白针；按要求护理中心静脉置管。患者需要了解感染的症状，如果出现发热、寒战、咳嗽咳痰、腹泻、咽痛、置管处红肿渗液、小便尿道烧灼感等不适，需及时就医。

日常生活方面，需要远离感染人群，避免去人多的公共场所，如尽可能不在高峰时段乘坐公共交通，在火车站、机场等人群密集的场所需戴口罩，注意保暖，屋内适当通风，尽量避免接触发热、咳嗽、感冒的亲属或朋友。家中若有宠物，应尽量避免接触宠物排泄物。避免皮肤创口和感染，最好使用电动剃须刀而非刀片以防止刮伤，剪指甲不宜过短，可将修剪后的指甲磨光滑以避免划伤自己，不要挤痘痘，避免穿"人"字拖以减少足部皮肤损伤。保持口腔清洁，早晚用软毛牙刷刷牙，避免吃刺激性食物加重口腔黏膜破损。

饮食方面，饭前便后一定要洗手，避免饮用生水，避免食用没有外包装的食物（如熟食）或未经严格消毒的牛奶、生肉、生鸡蛋等，蔬菜水果需要新鲜且清洗干净。若在治疗过程中需辅助应用中药，需在正规医疗机构就诊购药，严格按要求储存及煎制，注意药材有无发霉、变色、异味。

古人云，宜未雨而绸缪，毋临渴而掘井。可以通过接种疫苗来预防某些病原体感染，从而避免更为严重的感染发生。后文会对淋巴瘤患者的疫苗接种进行详细阐述。

3. 为什么淋巴瘤患者需要接种疫苗

上面提到，免疫系统是身体的卫士，而免疫缺陷会使得淋巴瘤患者更容易受到外来病原体的侵害。淋巴瘤患者和正常免疫人群的区别，可以用四个"不一样"来概括。

首先，感染性疾病的发生率不一样，免疫缺陷患者更容易罹患感染性疾病，而其中某些感染可通过疫苗接种来预防。例如，肺炎最常见的病原体是肺炎链球菌，而侵袭性肺炎链球菌感染在淋巴瘤患者中的发生率较其他人群高 5.8 倍，在接受造血干细胞移植患者中高 30 倍，而肺炎链球菌疫苗的接种明显降低了感染率。免疫缺陷人群对水痘 - 带状疱疹病毒普遍易感，在临床工作中经常会有淋巴瘤患者因带状疱疹而延迟甚至停止治疗。

第二，同样是感染了特定病原体，免疫缺陷患者的临床表现严重程度不一样。冬季是流行性感冒高发季节，正常免疫人群感染流行性感冒病毒后，主要表现为

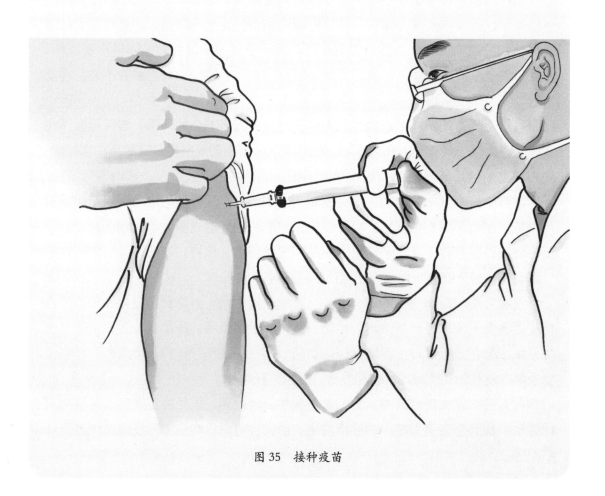

图 35　接种疫苗

高热、肌肉酸痛、乏力等症状，多数呈自限性。而淋巴瘤患者更容易发展成为重症流行性感冒、流行性感冒肺炎，部分患者可因并发症而死亡。高危型人乳头瘤病毒（HPV）感染与宫颈癌发生密切相关，而在免疫缺陷人群中，因为自身免疫监视能力的下降，HPV 相关肿瘤风险进一步升高。

第三，传染性不一样。在免疫缺陷人群中，感染后病原体更容易复制，导致病原负荷增大，患者可持续排毒。流行性感冒主要通过呼吸道传播，流行性感冒患者是主要的传染源，发病 3 天内传染性最强；造血干细胞移植患者发病 37 天内仍可检测到鼻咽拭子病毒阳性，排毒时间明显延长，更容易传染给其他人。

第四，某些疾病可以通过疫苗预防，但无有效治疗，如麻疹、流行性腮腺炎、脊髓灰质炎等。

因此，为避免患者受到严重感染，同时减少患者将病原体传播给更多人，淋巴瘤患者可能比健康人更需要疫苗的保护。

4. 疫苗有哪些类型，如何发挥作用

说起疫苗，就不得不提到天花病毒。天花病毒的传染性强、致死率高，历史上一度被称为"死亡的帮凶"。在 17 世纪，医生们发现在健康人胳膊上划几道细痕，取天花患者皮肤伤口的脓液，涂抹在划痕上，被接种人便不再容易感染天花，这就是"人痘"接种法，但这种方法本身仍存在一定风险，小部分人在接种后死亡。一位名叫爱德华·詹纳的医生观察到感染过牛痘的女工不会再感染天花，他试着将感染牛痘女工皮肤上的脓液注射到一个小男孩手臂上，随后再接种天花患者的分泌物，小男孩安然无恙。他用这种方法发明了人类医学史上的第一个疫苗，这个过程称作 vaccination（来源于拉丁语 *vacca*，意思是牛），也就是常说的疫苗接种。随后，天花疫苗开始在全球范围内逐渐普及，而天花成为了迄今为止人类唯一消灭的传染病。

接种疫苗是为了预防疾病，而非治疗疾病，可以理解为以演习为目的提前让免疫系统认识病原体，从而使免疫系统再次遇见相同病原体时的战斗力爆棚。接种疫苗后，人体暴露于低毒或无毒的病原体，免疫系统识别外来入侵者，活化并产生记忆细胞。当再次遇到相同的病原体时，身体会在短时间内产生更多更强的免疫反应，迅速清除抗原，从而保护人体免受侵害。

大体来说，疫苗可分为减毒活疫苗和灭活疫苗。所谓减毒活疫苗，是通过毒力变异或者人工选择等方法获得减毒/无毒病原体后制成的疫苗。简单来说，就

是通过一定方法使病原体的毒力下降，然后制成疫苗。接种减毒活疫苗后，病原体在机体内有微弱的生长繁殖能力，类似于轻症自然感染或隐性感染，接种者反应轻微，可获得较持久的免疫力。常见的类别包括卡介苗、麻疹、风疹、腮腺炎、水痘疫苗等。而灭活疫苗，是用物理、化学方法杀死病原微生物，但使其仍保持免疫原性（即使接种者产生免疫应答的能力）制成的疫苗。灭活的病原体在机体内不会繁殖，所以灭活疫苗也称为死疫苗。此外，随着疫苗技术的进步，多种其他类别的疫苗已应用到临床实践当中，包括组分疫苗/亚单位疫苗、重组基因疫苗、重组病毒载体疫苗、核酸疫苗等，病原体某些特定基因编码的蛋白或多肽组分是机体产生保护性免疫的关键成分，可将这一部分片段通过生物基因工程手段制成疫苗，如流行性感冒疫苗、乙肝疫苗等。

5. 淋巴瘤患者接种疫苗有哪些注意事项

对于淋巴瘤患者，接种疫苗主要考虑两方面的问题：安全性和有效性。

安全性是首要关注的问题，由于减毒活疫苗在免疫缺陷人群当中存在机会性致病或疾病播散的风险，在能够选择的情况下，推荐患者接种灭活疫苗而非减毒活疫苗。例如，对于淋巴瘤患者或其他接受化疗等细胞毒药物治疗的患者，尤其是中老年患者群体，水痘-带状疱疹病毒感染是严重而致命的并发症。接种减毒水痘或带状疱疹疫苗，可能导致水痘病毒播散，曾有淋巴瘤患者因接种减毒活疫苗而患病毒性肝炎、肝功能衰竭的报道。重组带状疱疹疫苗，仅含有灭活的带状疱疹糖蛋白，不具有感染性，但仍可诱发免疫应答，产生足够的保护性免疫，对淋巴瘤患者来说是安全的。

此外，还需要关注接种疫苗后能否产生理想的免疫保护作用，也就是疫苗的有效性。淋巴瘤患者免疫缺陷一方面使得患者容易感染，另一方面在接种疫苗后免疫应答或免疫反应会减弱，无法产生足够的保护性抗体，从而导致疫苗的有效性大打折扣。因此对于患者来说，疫苗的接种时间非常关键，如果有可能，建议患者在开始淋巴瘤治疗之前，也就免疫抑制状态较轻的情况下接种。如果需要在治疗后接种，由于免疫系统的恢复需要一定的时间，因此免疫接种需要和末次治疗有一定的时间间隔，这样能够最大程度地保证疫苗对于患者的保护能力。通常情况下，推荐患者在治疗前2周以上接种灭活疫苗，在放化疗结束3个月以后、末次抗B细胞治疗如利妥昔单抗治疗结束6个月以后、末次丙种球蛋白输注11个月以后、移植12个月以后可接种灭活疫苗或组分疫苗等无毒力疫苗，而减毒活疫苗的接种需要医生充分评估患者免疫状态，如已恢复正常才可考虑。

例如，小张患有滤泡性淋巴瘤Ⅳ期，接受了 R-CHOP 方案治疗，随后按医生建议进行了为期 2 年的利妥昔单抗维持治疗。治疗结束后小张计划要出国务工，他非常担心自己在流行性感冒季节中招，想要在出国之前接种灭活流行性感冒疫苗。但由于他近期刚刚接受过利妥昔单抗治疗，医生建议他末次治疗半年后再考虑接种。此后不久，小张又获知自己要去的地方流行黄热病，想要提前打疫苗以防患于未然，但咨询了附近几家机构都只有黄热病减毒活疫苗，医生表示小张免疫功能尚未恢复，对免疫正常人群具有保护作用的减毒活疫苗反而可能使他患病，因此不建议接种。

6. 淋巴瘤患者应该接种哪些疫苗

淋巴瘤患者接种疫苗的原则非常简单：患者容易感染哪些病原体，或者感染哪些病原体后容易出现严重后果，则推荐接种哪些疫苗。淋巴瘤患者需要接种的疫苗主要包括下列几种：

（1）肺炎链球菌疫苗：肺炎链球菌是血液肿瘤患者感染的重要原因，霍奇金淋巴瘤患者侵袭性肺炎链球菌感染（包括肺炎、中耳炎等）发生率是普通人群的 4.3 倍，而非霍奇金淋巴瘤患者则为 5.8 倍。目前肺炎链球菌疫苗包括 23 价肺炎球菌多糖疫苗（PPSV23）和 13 价肺炎球菌结合疫苗（PSV13），前者可覆盖 23 种经常引起肺炎球菌感染的血清型，但不依赖 T 细胞功能，产生的免疫反应持续时间较短，无免疫记忆能力；而后者仅覆盖 13 种，但依赖 T 细胞，可产生免疫记忆及更强的免疫应答。换句话说，23 价疫苗的优势在于覆盖的肺炎球菌种类多，而13 价疫苗的优势在于更容易被免疫系统识别。因此对于淋巴瘤患者，建议先接种 PCV13，然后接种 PPSV23，最好在化放疗前进行预防接种。

（2）流行性感冒疫苗：上文提到，恶性肿瘤患者流行性感冒的发病率和严重程度较健康人群均明显增加，在流行性感冒季节因呼吸系统疾病入院的肿瘤患者，约有 21%~30% 是因为流行性感冒，而死亡率高达 11%~33%，因此流行性感冒疫苗的接种非常重要。但不同于乙肝疫苗、水痘疫苗等，只要完成接种，可保护机体多年甚至终身免于该病原体的侵袭，由于流行性感冒病毒变异非常快，每年流行的病毒不尽相同，因此每年的流行性感冒疫苗覆盖的病毒种类也是不同的。推荐淋巴瘤患者在每年流行性感冒高峰季来临之前进行接种。需要注意的是，流行性感冒疫苗有多种类型，包括鼻喷式的减毒活疫苗，以及注射的灭活疫苗、重组疫苗等，不推荐接种减毒活疫苗。与正常人群相比，淋巴瘤患者免疫应答较差，接种流行性感冒疫苗后，可能无法产生足够的保护性抗体，也就是说疫苗的保护作用可能降低。因此，建议在治疗之前进行接种。此外，强烈建议患者的密切接触者如医务人员、家庭成员等每年接种流行性感冒疫苗，从而避免将流行性感冒病毒传染给患者。

（3）其他灭活疫苗：如 HPV 疫苗，9~45 岁女性都可以进行接种，但需要与末次治疗有一定间隔；灭活带状疱疹疫苗已在国内上市，其中 50 岁以上既往感染过水痘的患者为高危人群，建议在开始治疗前进行接种，以减少治疗期间带状疱疹发生的可能。

7. 造血干细胞移植患者应该接种哪些疫苗

部分淋巴瘤患者需要接受自体或异基因造血干细胞移植。所谓自体移植，就是提前采集自己的干细胞，在进行清髓预处理化疗后，将保存的自体干细胞回输的过程。而异基因移植，则是回输配型相合或部分相合供者的造血干细胞。自体移植重建的是自身的免疫系统，免疫功能的恢复比异基因移植快得多。而异基因移植重建的是供者的免疫系统，免疫重建时间长。此外，由于异基因移植后免疫抑制剂使用、移植物抗宿主病等并发症的存在，患者疫苗接种问题更为复杂。整体来说，接受造血干细胞移植的患者，不论是自体移植还是异基因移植，都可能在移植后丧失已有的保护性抗体，应按照未免疫状态处理。例如，接种过乙肝疫苗的患者，化验检查中乙肝表面抗体呈阳性，提示对机体的保护作用。但在造血干细胞移植之后，患者的表面抗体可能转阴。

造血干细胞移植后患者需要接种的疫苗主要包括两大部分：①移植后感染风险增高的病原体相应的疫苗，如肺炎链球菌、流行性感冒、带状疱疹疫苗；②病原体感染率不高但建议全人群接种疫苗，如乙肝、破伤风、白喉、脊髓灰质炎疫苗等。

不同于淋巴瘤患者的疫苗接种，造血干细胞移植患者需要至少等到移植后 6~12 个月再开始接种灭活疫苗，移植后至少 24 个月且已停用免疫抑制剂、无移植物抗宿主病、病情稳定的患者才可考虑接种减毒活疫苗。而且由于对疫苗的免疫应答降低，多数情况下需要多次接种，以产生足够的免疫反应。

例如，小王诊断为霍奇金淋巴瘤，复发后接受二线化疗缓解，进行了自体造血干细胞移植，移植后恢复良好，复查病情处于持续缓解状态。移植后 8 个月，小王按照血液科和感染科医生的建议，分次接种了流行性感冒疫苗、肺炎链球菌疫苗、破伤风 - 白喉毒素疫苗。由于移植后复查乙肝表面抗体阴性，小王还重新接种了三剂乙肝疫苗，接种后一个月复查乙肝表面抗体，发现抗体滴度仍未达到目标水平的 10mIU/ml，因此在医生建议下进行了补充接种。

8. 患者家庭成员是否可以接种疫苗，有哪些注意事项

谈到淋巴瘤患者家庭成员的疫苗接种，就不得不提到"群体免疫"的概念。传染病的传播需要以一定的人口基数为基础，若人群中大部分对感染产生免疫，就相当于建立了一道屏障，传染病无法继续传播下去，从而保护缺乏相应免疫力的人群，这一现象称为群体免疫。换句话说，若淋巴瘤患者的密切接触者均按要求进行免疫接种，即使患者未接种疫苗，也不容易被传染。

淋巴瘤患者的家庭成员，可以安全接种灭活疫苗。建议淋巴瘤患者的家庭成员每年按照疾病预防控制中心的建议接种相应的疫苗（如灭活流行性感冒疫苗、带状疱疹疫苗等），以更好地保护患者。但由于淋巴瘤患者免疫缺陷，尤其是在接受强化疗或移植后 2 个月内属于高度免疫抑制状态，家庭成员接种减毒活疫苗一定要慎重。例如，与正在化疗中的淋巴瘤患者共同居住的孩子接种预防脊髓灰质炎药物时应选择灭活疫苗而非口服糖丸，因为口服疫苗属于减毒活疫苗，有可能存在病毒传播风险；婴幼儿口服轮状病毒疫苗后，4 周内粪便可能会排毒，因此患者不应给 4 周内接种轮状病毒疫苗的婴儿换尿布或接触其粪便；部分人群接种灭活水痘带状疱疹疫苗后会出现水疱样皮肤病变，病变可能含有少量病毒，应避免接触上述人群直至皮损恢复。

·········（五）淋巴瘤患者未来可能面对的问题·········

1. 如何早期预防及识别心脏毒性

心血管疾病是肿瘤患者最常见且严重的远期并发症之一，其中蒽环类药物和胸部放疗是淋巴瘤患者心脏毒性的最重要危险因素。蒽环类药物是多种类型淋巴瘤治疗的基石，常见的蒽环类及其衍生化合物包括多柔比星、柔红霉素等均具有心脏毒性，可增加发生心力衰竭的风险，随着接受蒽环类药物累积

量的增加，心脏毒性发生率升高。胸部放疗可能增加对心脏及血管的损伤，常见的包括冠状动脉性心脏病和心包损伤，而随着放疗技术的进步，精确定位并调整剂量，减少心脏受量，可预防放疗相关心脏毒性的发生。

心脏毒性可以分为心肌损伤、心血管损伤和心电活动异常，如果将心脏比作一个房子，那么心肌损伤就是房屋结构、墙体出了问题，可能表现为心衰、心肌病；心血管损伤就是房屋的水路出现问题，患者可能出现冠状动脉粥样硬化性心脏病；而心电活动异常相当于房屋的电路故障，表现为心律失常、传导紊乱。上述的三种损伤可能独立存在，也可能先后或同时出现。多数情况下，心脏问题出现在治疗后 10 年以上，但也可能在治疗后短期内甚至首次用药后出现。淋巴瘤患者更容易发生代谢综合征，包括糖尿病、高血压、肥胖等，会进一步增加心血管疾病的发生。

类似于其他人群对心血管事件的预防，淋巴瘤患者早期预防和识别心脏毒性的方法，可以用"ABCDE"5 个字母进行概括：

"A"：①awareness（意识）：需提高对于心脏疾病及其危险因素及症状的意识。医生和患者都需要了解淋巴瘤患者心脏疾病的危险因素，以及出现什么症状的时候需要警惕心脏毒性的发生。心脏疾病可能的症状多种多样，包括活动后胸闷气短、胸前区紧缩感或疼痛、心悸、双下肢水肿、夜间平卧时憋气等，如果出现上述症状，一定要警惕并及时就医。②aspirin（阿司匹林）：阿司匹林对于心血管疾病的预防，起着重要作用，在部分已经发生心血管疾病的人群中，如高血脂、动脉粥样硬化、糖尿病患者，可以预防新的心血管事件的发生。

"B"：blood pressure（血压）监测及管理：高血压是多种心血管疾病的危险因素，过高的血压冲击动脉管壁，会对血管造成不可逆的损伤。淋巴瘤患者治疗过程当中使用某些药物如激素，会进一步增加高血压的风险。因此在治疗过程中及恢复期，都应该定期监测血压，高血压患者应定期于心内科门诊调整降压药物使用。

"C"：①cholesterol（胆固醇）：体内过多的胆固醇可能沉积在动脉管壁，导致动脉粥样硬化、管腔狭窄影响血流，从而发生心肌梗死或脑梗死。高胆固醇血症是心血管事件的重要危险因素之一，患者在治疗期间及康复期，应定期检测血脂水平，按照心内科医生要求控制血脂，必要时可加用他汀类等药物以降低心血管事件发生。②cigarette（吸烟）：吸烟有害健康，研究表明，吸烟包括吸二手烟都是加重冠状动脉病变的主要因素，因此不论对淋巴瘤患者还是健康人群，戒烟都是减少心脏疾病发生的重要手段之一。

"D"：①diet（饮食）：康复期患者需要健康饮食，多吃新鲜水果蔬菜、优质蛋白质，限制红肉、精制糖以及精加工食品的摄入，戒酒，以减少心血管疾病的危险因素。②dose（剂量）：如前文所述，蒽环类药物和胸部放疗对淋巴瘤的治疗至关重要，如何平衡疗效和心脏毒性是临床诊治中的关键问题。不同的蒽环类药物有相对安全的剂量范围，可以咨询自己的主管医生有关蒽环类药物的累积剂量及胸部放疗剂量，用于评估发生心力衰竭的风险。③diabetes mellitus（糖尿病）的管理和控制：有人说得糖尿病，就相当于得了一次心肌梗死，这不是危言耸听，糖尿病患者患心脏病的风险是正常人群的 2~4 倍。此外，淋巴瘤治疗期间糖皮质激素的使用，可能进一步增加血糖异常的发生。因此康复期患者需要定期监测血糖，血糖异常者需要加强管理。

"E"：①exercise（运动）：运动可以降低血压、控制体重、降低血脂，减轻心脏疾病发生风险，因此建议康复期的患者根据自己身体耐受情况定期运动，最好能达到每周 5 天，每天 30 分钟的目标。有氧运动可以提高心肺功能，而无氧运动能够增加肌肉强度，可以循序渐进，交叉安排进行。②echo and EKG（心脏超声和心电图）：定期监测心电图及心脏超声，早期发现并识别心脏异常，从而提早进行干预。

2. 治疗后出现认知功能损伤怎么办

有些患者在化疗后发现自己经常处于丢三落四的状态，脑子也没有原来那么清楚，注意力不集中，无法长时间专注在某件事情上，或者很难记住细节，经常忘词，这种情况称为"化疗脑（chemo-brain）"，也叫化疗后认知功能障碍。这是癌症化疗之后较为常见的一种副作用，多数患者症状仅仅持续一段时间，也有少部分患者治疗结束后症状仍会持续。

为什么会出现化疗后认知异常呢？我们知道，化疗是淋巴瘤治疗的基石，血脑屏障是存在于脑组织外面的一层屏障，在一定程度上能阻挡化疗药物进入脑组织。但随着多次化疗的进行，或者中枢受侵的患者，血脑屏障直接或间接受到破坏，药物会进入中枢神经系统引起脑部损伤，从而导致不同程度的认知损伤。除此之外，失眠、内分泌改变、营养不良、抑郁焦虑等可能进一步加重大脑认知障碍。

如果出现化疗脑，应该怎样应对呢？在日常生活中，可以每天做好计划，记录下有哪些重要的事情需要去做，尽可能保证遵循相同的习惯，比如每天把钥匙放在同一个地方。也可以在家里放一个小黑板，在上面写上重要的事情和日程提醒自己，比如出门前有没有关煤气、有没有带手机、家人的生日或者纪念日。坚持运动并保证足够的休息可以帮助改善记忆功能，也可以改善伴随的疲劳和消极情绪，毕竟如果过度疲惫的话任何人的记性和脾气都会变得不好。可以用填字游戏、数独、拼图等益智游戏让大脑转起来，让大脑能力得到提升。如果发现自己出现化疗脑的症状，一定要及时告诉家人和朋友，寻求帮助。

3. 如何预防和治疗骨质疏松

正常情况下，人的骨骼是一直在进行骨重建的，其中成骨细胞负责骨形成，破骨细胞负责骨吸收，成骨细胞和破骨细胞的工作处于动态平衡状态。随着年龄的增长，骨质丢失和骨密度的降低是正常的生理过程，如果骨量减低到一定程度、骨组织微结构破坏，导致骨脆性增加至骨折风险增加，即称为骨质疏松症。对于淋巴瘤患者来说，某些化疗药物、骨放疗、肿瘤的骨侵犯或激素治疗，均增加骨质疏松的风险。

那么如何预防和治疗骨质疏松呢，或者如何保持患者骨骼健康呢？首先，在骨折发生前，骨质疏松并不会引起症状，而骨密度检查可以提前预知是否存在骨量减少，评估骨质疏松风险。绝经后尤其是 65 岁以上女性，以及在治疗中长期使用糖皮质激素的患者，可以进行骨密度检查。其次，钙是骨骼的重要组成成分，如果说骨骼是高楼大厦，钙相当于钢筋水泥。应进食富含钙和维生素 D 的食物，如奶制品、绿叶蔬菜、海鱼等。中国有句老话，吃什么补什么，所以很多患者都会问："喝骨头汤能预防骨质疏松吗？"其实，一碗骨头汤的钙含量不超过 10mg，而同样一碗牛奶中钙含量可以达到 200mg，此外，骨头汤里面溶解了大量的脂肪，经常食用可能引起高脂血症，所以骨头汤并不是理想的补钙食物。若膳食中摄入不足，可服用钙和维生素 D 药片进行补充。再次，适当锻炼身体，保持健康的体重，慢跑、跳舞、游泳等运动能够刺激成骨细胞，也可以增加肌肉含量以促进稳定性。体重过重会增加承重骨的压力，体重过轻更容易发生骨质流失，因而维持健康体重非常重要。最后，应尽量避免跌倒，穿防滑舒适的鞋子，确保家中地面不会过度光滑，没有电线等障碍物挡路，应保证走廊充分照明，以防跌倒，尤其是应用某些药物如抗过敏药、止痛药等可能增加头晕或跌倒的风险，一定要小心。如果已经发生了骨质疏松，应该咨询专科医生是否需要治疗性用药，以减少骨丢失、增加骨密度，从而降低骨折概率，常用的药物包括双膦酸盐、雌激素类药物、地诺单抗等，并同步补充钙剂和维生素 D。

4. 康复期出现抑郁情绪怎么办

每个人都会经历不同的情绪变化，而淋巴瘤患者经历了和肿瘤的抗争，可能会出现家庭责任的问题、事业发展的瓶颈，尤其是在面临未知的情况下，更容易出现恐惧、焦虑、抑郁等负面情绪。患者可能表现为精神紧张、惊恐不安、失眠多梦等，也可能会出现情绪低落、悲伤多虑。如果发现自己每天几乎大部分时间都沉浸在悲伤或空虚的情绪中，对曾经喜欢的活动失去兴趣，提不起来精神，食欲减退或暴饮暴食，睡眠障碍如不能入睡、早醒或睡不醒，严重的疲劳，总是容易出现内疚感或消极情绪，出现死亡或自杀的想法或觉得活着没意思，或者作为患者家属发现亲人出现上述情况，一定要及时就诊或建议亲人就诊。

在治疗期间，患者可能将全部精力都放在了就诊和疗效上，当治疗结束进入恢复期，可能会出现类似被抛弃的孤独感，也可能会持续被复发的风险所缠绕。作为患者，不要给自己过多的心理压力，治疗后的生活需要时间来调整。信任自己的亲人和朋友，不要为自己的负面情绪自责，将内心的想法说出来，获取亲人、朋友的支持和帮助。每天可以尝试做几次深呼吸和放松运动，闭上眼睛深呼吸，把注意力集中在身体的某一部分，然后从脚趾到头顶逐渐放松，想象自己在一个舒适和愉悦的地方，有助于改善情绪。如果症状加重，一定要及时就医，进行适当的心理和药物治疗。

照顾淋巴瘤患者是一件非常不容易的事情，很多情况下患者家属需要同时进行工作、抚育孩子、赡养老人、照顾患者，因此感到力不从心，或对未来的不确定感到不安。作为患者家属，只有照顾好自己，才能更好地给家人提供足够的支持。如果照顾者出现了上述症状，同样也需要获取心理和精神专业人员的咨询和治疗。

5. 女性患者为什么会提前绝经

我们来了解一下月经是怎样产生的，每个女性在还是新生儿的时候体内大概有 200 万个卵母细胞，这些卵母细胞是卵子的前提；等到了青春期，生殖内分泌系统发育逐渐成熟，这些卵母细胞剩下约 40 万个，是卵子的原始库存。每个生理周期，会有一批卵泡受到召唤开始发育，到一定程度的时候有一个卵泡会脱颖而出，称为优势卵泡，而其他的小卵泡就退位让贤了。优势卵泡继续增大、成熟、破裂，其中的卵细胞排出卵巢。在卵泡形成的不同阶段，体内的性激素水平是动态变化的，导致子宫内膜也会周期性增厚和脱落。月经前半段雌激素逐渐增加，内膜不断增厚；随着卵子的排出，雌激素水平减低，卵泡在排卵后形成黄体，分泌孕激素，而孕激素可以维持内膜的厚度，为受精卵着床做准备。如果迟迟没有形成受精卵，黄体看自己没戏了，就会灰溜溜地萎缩，体内的激素水平骤然降低，子宫内膜脱落形成月经。也就是说，卵子是实实在在的不可再生资源，排一个少一个。

绝经是女性月经自然终止的过程，通常发生在 45~55 岁。化疗是最常见的对卵巢产生毒性的因素，通常有化疗史的女性卵巢中卵泡数量会减少，较大的成熟卵泡数量减少更多，因此临床上很多女性在化疗期间会发生闭经。此外，放疗对卵巢组织的损害更为严重。部分患者在停止治疗后数月至数年，月经功能可能恢复，而部分患者可能无法恢复月经功能，不再排卵，提前绝经。除了月经停止外，患者还可能会出现围绝经期相关症状，如情绪或性功能异常、潮红、骨质疏松等。

6. 为什么淋巴瘤治疗后会出现不孕不育

淋巴瘤的很多治疗都可能影响生育能力，对于患者来说，得知自己罹患淋巴瘤已经很难接受了，如果再得知癌症治疗可能导致不孕不育，可以说是雪上加霜，是肿瘤治疗过程中难以逾越的心理障碍之一，而这个问题却又常常被医生和患者及家属忽略。事实上，淋巴瘤是治愈率最高、生存时间最长的恶性肿瘤之一，组建家庭、生育下一代，对于淋巴瘤患者尤其是年轻尚未生育的患者来说是非常现实而且非常重要的问题。在治疗之前，有必要了解治疗会如何影响生育功能，以及有哪些措施可以保留生育功能。开始治疗前一定要和医生谈谈有关生育能力的问题，如果有伴侣和家人，最好能够一起参与进来。

淋巴瘤患者生育能力受到多种因素的影响，如基线生育能力、年龄、治疗的类型（化疗、放疗、靶向治疗）、治疗的剂量、距离末次治疗的时间、其他个人因素等。抗肿瘤治疗可能损害生殖器官和控制生育能力的腺体，从而导致不孕不育。例如，化疗是淋巴瘤治疗的基石，不同药物导致不孕不育的风险不同，淋巴瘤治疗中导致不孕不育风险最高的药物包括白消安、卡莫司汀、苯丁酸氮芥、环磷酰胺、阿糖胞苷、异环磷酰胺、马法兰、丙卡巴肼等，这些药物的剂量越高，使用时间越长，尤其是多种药物联用，越容易引起永久性的生育能力损伤。化疗会损伤男性精子和女性卵母细胞，多数情况下，结束治疗后 1~4 年可部分恢复，也可能需要更长的时间，部分患者可能无法恢复生育能力。放疗是用高能射线破坏肿瘤细胞，也是淋巴瘤治疗的重要手段之一。对于生殖器官的直接放疗，如睾丸弥漫大 B 细胞淋巴瘤患者的睾丸放疗，或者盆腔附近的放疗，辐射直接或间接针对睾丸 / 卵巢，从而导致不孕不育。盆腔放疗后，某些患者精液量会减少、精子质量降低，还可能出现勃起功能障碍，可能是由于阴茎神经损伤或血管收缩障碍。全身放疗（total body irradiation，TBI）常用于造血干细胞移植前预处理，常常会导致永久性不孕不育。中枢神经系统淋巴瘤患者可能还需要接受脑部放疗，垂体和下丘脑功能受到影响，导致促性腺激素释放激素和促性腺激素分泌障碍，影响正常性激素的分泌和生殖细胞的产生。

7. 如何进行生育功能保存

在开始淋巴瘤治疗前，患者和家属应该就治疗后不孕不育风险以及可能的保留生育能力的干预措施与医生进行探讨，并请生殖内分泌专家进行指导。因为某些保留生育力的干预措施需要一定的时间，可能推迟抗肿瘤治疗的开展，因此应在诊断后尽快进行生育咨询。保留生育功能需个体化，由于疾病不同、年龄差异、有无伴侣、即将接受治疗方案不同，需要针对患者情况进行针对性咨询和决策。

对于女性患者，有下列常见的保存生育方式：①胚胎储存：也就是在开始治疗前采集卵子，并采用人工授精的方式形成胚胎，将胚胎冷冻保存以供日后使用，在我国仅适用于已婚女性，具有一定的局限性。②冻卵：一般女性一个自然周期只会成熟一只卵细胞，但要想保证以后怀孕的成功率，最好冻存 20 个以上的卵子，太少是没有意义的，这就涉及使用促排卵激素，刺激卵巢在一个周期内成熟多个卵泡，再取出冻存起来。上述两种方式只能用于性成熟女性，耗时较长，少数患者在促排卵过程中可能出现卵巢过度刺激综合征。③卵巢组织冻存：这是一种新的生育力保存办法，在放化疗前通过微创手术方式取出一部分卵巢组织低温冻存，患者恢复后再将冻存的组织复苏、移植回体内。这种方式有几点优势：避免了前期激素刺激、节约时间，卵巢组织中储备的原始卵泡数量较多，成功率高。移植复苏后不仅恢复生育能力，还能恢复卵巢的内分泌功能。此外，这是青春期前保护生育能力的唯一选择。但这种技术在我国尚处于起步阶段。④卵巢移位手术：对于需要进行盆腔放疗的患者，可以通过手术的方式将卵巢位置往上提，以避开射线的照射，但越来越多的研究表明这种方法效果有限，而且对于化疗损伤是无效的。⑤卵巢功能抑制：在治疗前注射药物如促性腺激素释放激素激动剂（GnRH）可以抑制卵巢功能，理论上可避免化疗损伤，但是这种治疗方式效果仍有争议。

对于男性患者，冷冻保存精子已经是一项非常成熟的技术，如果无法射精或精液中没有精子，医生可以通过操作从睾丸中获取精子，这是男性保存生育能力最重要的措施。如果需要进行盆腔放疗，可以戴上防护装置以覆盖和保护睾丸，将损伤降到最低。

如果在癌症治疗后仍然无法怀孕，还有其他的选择，如通过人工辅助生育（试管婴儿）、合法的精子/卵子捐赠、收养等方式，拥有自己的宝宝。

8. 治疗结束后多久可以怀孕，是否可以哺乳

在经历了艰难的抗肿瘤治疗后，患者终于恢复到正常的生活当中，组建家庭、生育后代就会被提上议程。患者经常会问，治疗结束后多久能怀孕，怀孕会不会增加复发的风险，宝宝会不会遗传淋巴瘤呢？

治疗结束后多久可以怀孕，是否可以哺乳

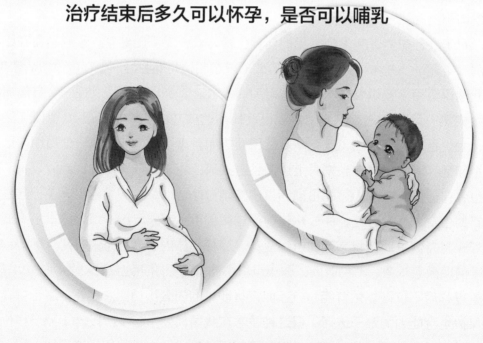

图36　妊娠和哺乳

　　没有任何证据证明妊娠会增加淋巴瘤复发的风险，淋巴瘤通常也不会遗传给下一代。通常情况下，医生会建议患者治疗结束后等待一段时间再考虑怀孕，等待的时间取决于淋巴瘤的类型、治疗方式和患者的年龄。淋巴瘤的治疗以化疗为主，化疗药物也被称为细胞毒药物，多数具有致癌、致畸、致突变作用，尤其是对于胚胎形成和器官发育有不利影响，因此不建议治疗期间要宝宝。那么治疗后多久能怀孕呢？不同的医生可能会给出不同的建议，有些医生会建议治疗结束后半年以上再怀孕，因为多数情况下半年足够药物的代谢和卵巢功能的恢复，某些药物如利妥昔单抗可能需要 12 个月或者更长的时间；有些医生会建议等待两年以上，因为多数淋巴瘤的复发会发生在治疗后的前两年，患者心理压力会比较大，而前两年需要每 3~6 个月进行复查，复查项目可能会包括 CT 等具有辐射的检查。此外，有盆腔放疗史的女性可能容易出现妊娠并发症，如流产、早产、低出生体重儿等，因此除了标准的产前检查和筛查之外，建议在孕期进行严密监测，以评估胎盘和胎儿的情况。对于男性患者，治疗后多久能要宝宝也没有定论，通常情况下也建议等待 2~5 年，一方面多数复发会发生在 2 年内，另一方面化疗会对精子有所损伤，多数 2 年内可以恢复。

　　很多化疗药物、靶向药物可能通过乳汁分泌，有研究显示，乳腺癌女性接受紫杉醇化疗后 72 小时母乳排出量可以降低到安全阈值，但不同药物代谢时间不一样，相关研究结果尚不明确。因此，不建议治疗期间的女性患者进行哺乳。治疗结束后多久能哺乳取决于治疗方式，如化疗药物代谢快慢，而利妥昔单抗等靶向药物可能需要更长时间的代谢。

　　服用沙利度胺或来那度胺的患者，有较高风险使暴露于这些药物的胎儿出现出生缺陷，而且这些药物在治疗结束后数月仍可存在于体内，建议在用药过程中和用药结束后使用有效的避孕方法，如男性使用避孕套，女性服用长效避孕剂、口服避孕药物等。

（冯非儿　丁红红）

图书在版编目（CIP）数据

淋巴瘤 / 朱军主编 . —北京：人民卫生出版社，
2022.10
（肿瘤科普百科丛书）
ISBN 978-7-117-33316-0

I. ①淋… II. ①朱… III. ①淋巴瘤－普及读物
IV. ①R733.4-49

中国版本图书馆 CIP 数据核字（2022）第 111023 号

人卫智网　www.ipmph.com　医学教育、学术、考试、健康，
　　　　　　　　　　　　　购书智慧智能综合服务平台
人卫官网　www.pmph.com　人卫官方资讯发布平台

肿瘤科普百科丛书——淋巴瘤
Zhongliu Kepu Baike Congshu——Linbaliu

主　　编　朱　军
出版发行　人民卫生出版社（中继线 010-59780011）
地　　址　北京市朝阳区潘家园南里 19 号
邮　　编　100021
E – mail　pmph @ pmph.com
购书热线　010-59787592　010-59787584　010-65264830
印　　刷　三河市潮河印业有限公司
经　　销　新华书店
开　　本　787×1092　1/16　　印张：11.5
字　　数　200 千字
版　　次　2022 年 10 月第 1 版
印　　次　2022 年 11 月第 1 次印刷
标准书号　ISBN 978-7-117-33316-0
定　　价　59.00 元

打击盗版举报电话：010-59787491　E-mail：WQ @ pmph.com
质量问题联系电话：010-59787234　E-mail：zhiliang @ pmph.com
数字融合服务电话：4001118166　　E-mail：zengzhi @ pmph.com